CURA pela meditação
Livro e cards inspiracionais

Saúde Integral para a Mente, o Corpo e o Espírito

Christopher Titmuss

cura pela meditação

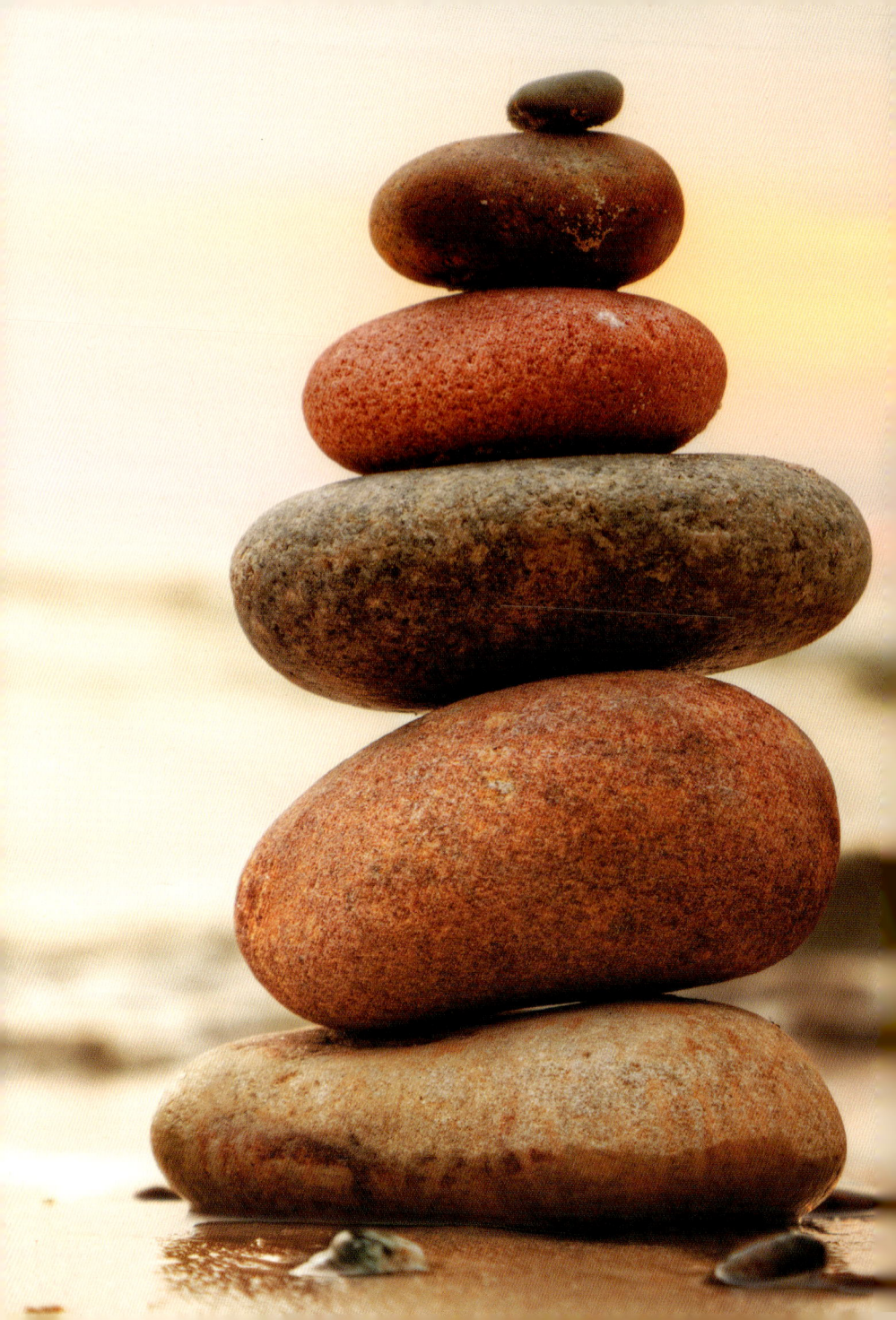

cura pela meditação

saúde integral para a mente, o corpo e o espírito

christopher titmuss

tradução:
gilson césar cardoso de sousa

Editora
Pensamento
SÃO PAULO

Título do original: *Meditation Healing*.

Copyright do texto © 2014 Quantum Publishing Ltd.
Copyright © 2015 Editora Pensamento-Cultrix Ltda.

Texto de acordo com as novas regras ortográficas da língua portuguesa.

1ª edição 2015.
1ª reimpressão 2018.

Todos os direitos reservados. Nenhuma parte deste livro pode ser reproduzida ou usada de qualquer forma ou por qualquer meio, eletrônico ou mecânico, inclusive fotocópias, gravações ou sistema de armazenamento em banco de dados, sem permissão por escrito, exceto nos casos de trechos curtos citados em resenhas críticas ou artigos de revista.

A Editora Pensamento não se responsabiliza por eventuais mudanças ocorridas nos endereços convencionais ou eletrônicos citados neste livro.

Editor: Adilson Silva Ramachandra
Editora de textos: Denise de C. Rocha Delela
Coordenação editorial: Roseli de S. Ferraz
Produção editorial: Indiara Faria Kayo
Editoração eletrônica: Join Bureau
Revisão: Vivian Miwa Matsushita

Dados Internacionais de Catalogação na Publicação (CIP)
(Câmara Brasileira do Livro, SP, Brasil)

Titmuss, Christopher
    Cura pela meditação : saúde integral para a mente, o corpo e o espírito / Christopher Titmuss ; tradução Gilson César Cardoso de Sousa. – 1. ed. – São Paulo : Pensamento, 2015.

    Título original: Medidation healing.
    ISBN 978-85-315-1903-1

    1. Cura 2. Meditação 3. Paz de espírito 4. Saúde I. Título.

15-00306   CDU-158.12

Índices para catálogo sistemático:
1. Cura pela meditação : Psicologia aplicada

Direitos de tradução para o Brasil adquiridos com exclusividade pela
EDITORA PENSAMENTO-CULTRIX LTDA., que se reserva a
propriedade literária desta tradução.
Rua Dr. Mário Vicente, 368 – 04270-000 – São Paulo, SP
Fone: (11) 2066-9000 – Fax: (11) 2066-9008
http://www.editorapensamento.com.br
E-mail: atendimento@editorapensamento.com.br
Foi feito o depósito legal.

sumário

o poder de cura da meditação	7
o começo	19
a solução dos problemas	37
meditações para a mente, o corpo e o espírito	51
meditações para a vida diária	67
como despertar a mente	85
índice remissivo	94
agradecimentos	96

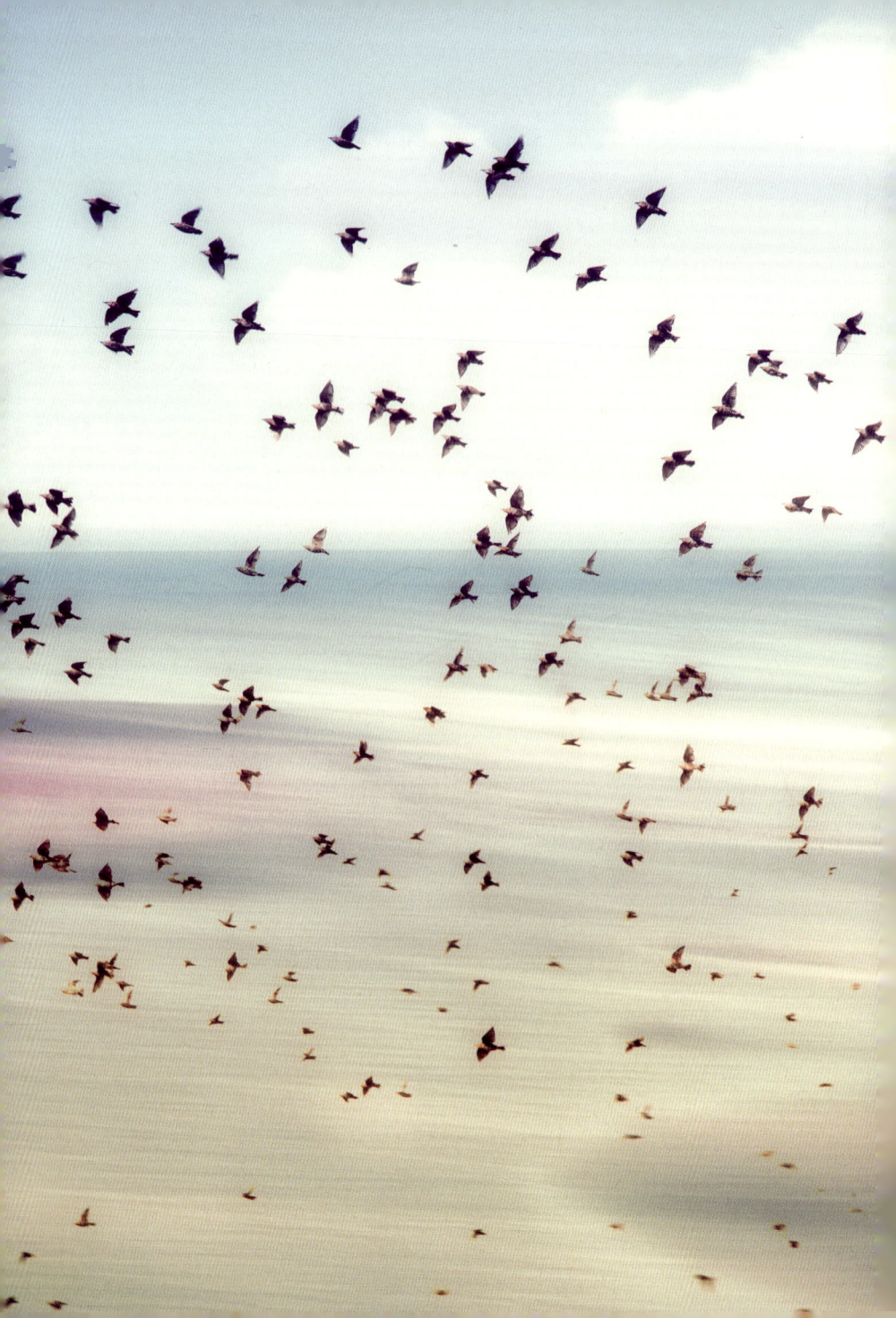

O poder de cura da meditação

A meditação pode transformar sua vida. Ela ajudará você a enfrentar a infelicidade, a ansiedade e a resolver conflitos. Por meio dela, você aprenderá a tomar consciência dos seus sentimentos, pensamentos, percepções, corpo, saúde, energia e capacidade de atenção.

o que a meditação pode fazer por você

Este livro apresenta uma série de práticas e exercícios de meditação que contribuem para a saúde e a cura do corpo, a felicidade e a alegria da mente, mas sugere também ideias sobre o que é realmente uma vida autêntica. A prática ajudará você a examinar os aspectos difíceis de sua personalidade, e a alcançar uma sabedoria profunda e libertadora.

É um erro pensar que toda meditação é igual e leva ao mesmo resultado. Assim como os médicos receitam medicamentos variados para curar doenças, as pessoas que meditam empregam inúmeros métodos para atingir seus objetivos. Há meditações para a consciência, a calma, o discernimento e a percepção. Há meditações para aliviar o sofrimento, para combater o estresse e para compensar os efeitos dos excessos. Há meditações para incrementar o amor e a compaixão. Há meditações para cultivar a paz, o contentamento e a harmonia, e para dar acesso a experiências de iluminação espiritual.

Este livro é organizado tematicamente, para você poder encontrar com facilidade os assuntos que mais lhe interessam. Contudo, há uma meditação que se aplica a tudo: a meditação da respiração consciente. Convém desenvolver essa prática ao máximo, pois ela serve de preparação para todas as outras meditações (ver pp. 20-3).

A meditação contribui para uma profunda sensação de bem-estar. Não oferece nenhum perigo, mas você deve evitar se pressionar, física ou psicologicamente, em nome da meditação. Se seu corpo tremer ou balançar na posição sentada ou em pé, mude para o movimento e a dança. Se tiver dúvidas ou perguntas sobre sua prática, consulte um professor de meditação experiente. Para obter o máximo de benefícios da meditação, pratique regularmente — uma ou duas vezes por dia, em dias alternados ou duas ou três vezes por semana. Lembre-se: um corpo descontraído contribui para uma mente descontraída.

Se você quiser tornar sua prática de meditação mais profunda, procure o Mantra de Cura que aparece em várias páginas deste livro. Ele o encaminhará para uma das 36 cartas do baralho, que sugere inúmeras ideias inspiracionais para tornar sua prática mais compensadora e ajudar você a se sentir uno com o mundo à sua volta.

chaves para o prazer

- ❖ Não se limite a uma única postura
- ❖ Não se limite a uma única técnica
- ❖ Não se pressione para obter resultados
- ❖ Não force sua mente a permanecer concentrada num único ponto
- ❖ Não exagere na meditação

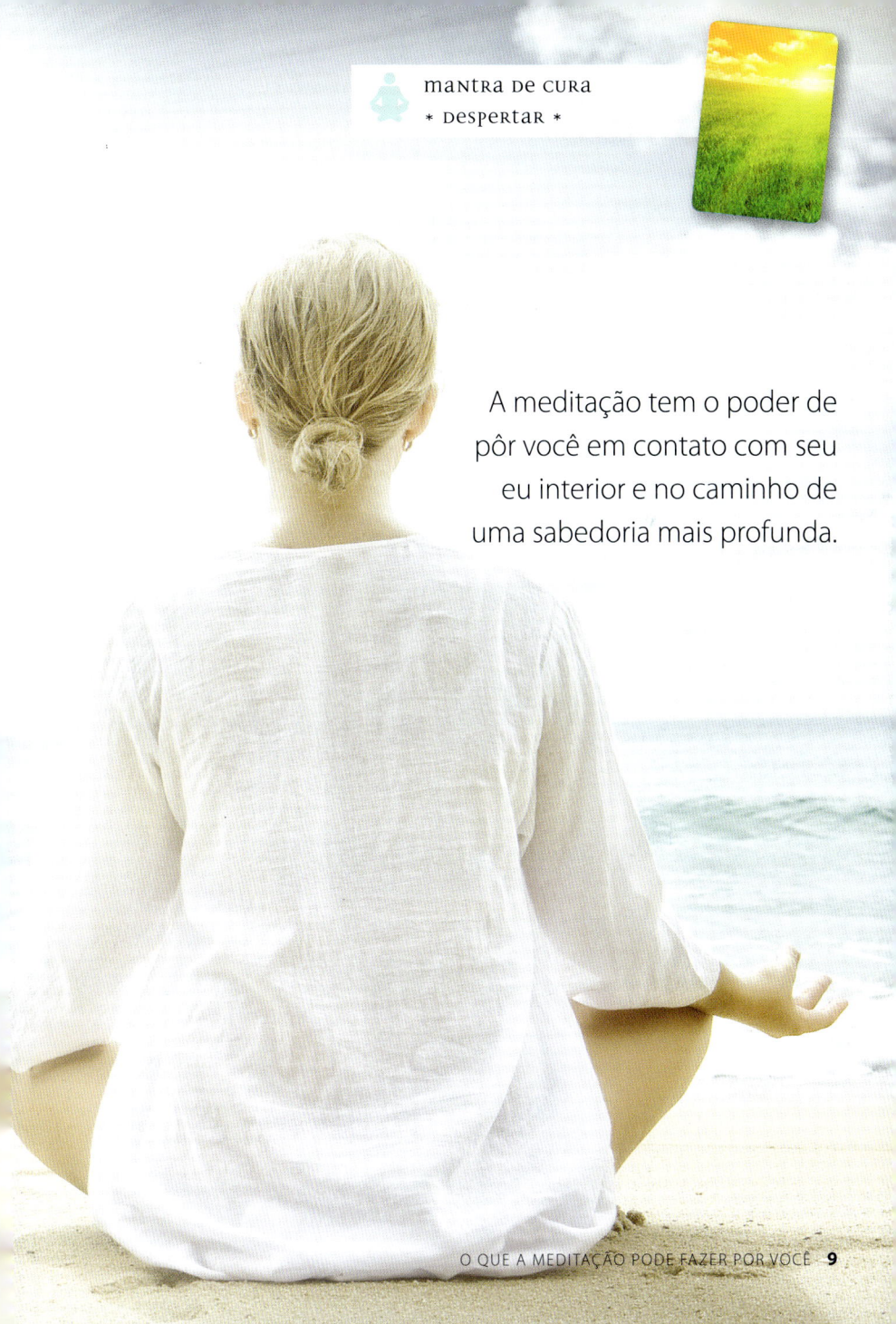

mantra de cura
* despertar *

A meditação tem o poder de pôr você em contato com seu eu interior e no caminho de uma sabedoria mais profunda.

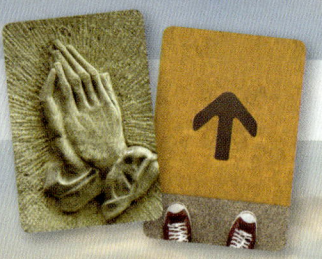

mantra de cura
* prece * motivação *

por que meditar?

Se você quer descobrir alguns dos muitos benefícios que a meditação pode trazer, comece por determinar quais são as áreas de sua vida que gostaria de cultivar ou melhorar – e não seja escravo do tempo.

dez motivos para meditar

1 Para combater o estresse
2 Para energizar a mente
3 Para abrir o coração
4 Para desenvolver a concentração
5 Para encontrar paz e contentamento
6 Para eliminar maus hábitos, vícios e preocupações
7 Para curar velhas feridas
8 Para superar doenças e dores
9 Para ter uma vida interior mais satisfatória
10 Para obter iluminação e libertação

Muitas pessoas se inquietam com o que está acontecendo em suas vidas. Acham que os dias, as semanas, os meses e os anos passam com uma velocidade alarmante.

Se você é uma dessas pessoas, talvez pense que não tem tempo suficiente para fazer tudo o que deseja. Levanta-se de manhã com uma longa lista de tarefas a realizar. Reflete sobre as coisas que não fez, sobre as coisas que tem de fazer e o tempo de que precisará para fazê-las.

Conclui que não há como realmente descansar a mente e o corpo, que a vida decorre entre trabalhar, estudar, comprar, correr contra o tempo, divertir-se e dormir. Às vezes, você fala sobre valores mais elevados, sobre assuntos mais profundos; sente-se inspirado pelo que os outros fazem e por suas

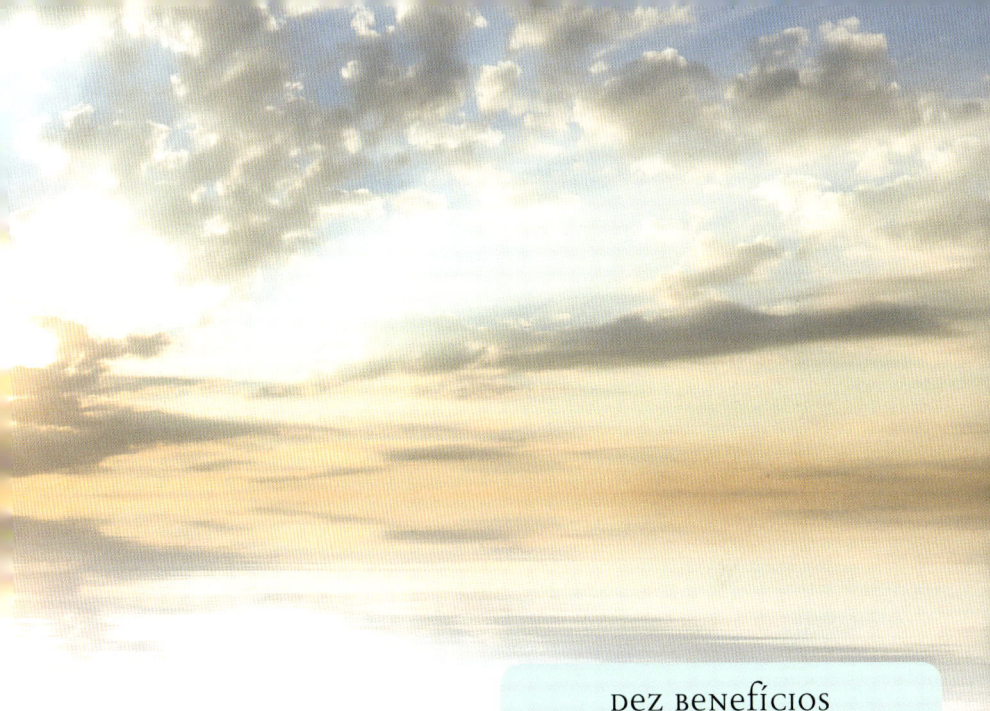

dez benefícios da meditação

1. Encontrar alegria
2. Conhecer-se melhor
3. Ter prioridades nobres
4. Promover o amor e a compaixão
5. Cultivar a percepção e a sabedoria
6. Resolver problemas difíceis com lucidez e serenidade
7. Aceitar os processos da vida desde o nascimento até a morte
8. Superar a ambição, o egoísmo, a negatividade e a preocupação
9. Tomar mais consciência da intimidade e da proximidade
10. Explorar novas experiências espirituais

contribuições à existência, mas isso na verdade não o afeta no sentido espiritual.

Tradicionalmente, a fé religiosa oferece amparo às pessoas que passam por dificuldades, pois abre a possibilidade de fazer uma prece e refletir. Hoje, muitas religiões vêm perdendo mais e mais seguidores por causa da incompatibilidade entre crenças religiosas e cultura secular; no entanto, mais e mais pessoas estão em busca de recursos espirituais que sejam significativos e práticos na vida diária. É aí que entra a meditação.

A meditação é uma alternativa às práticas das religiões organizadas. Não é definida por nenhuma crença religiosa nem custa tanto quanto o aconselhamento profissional. Todavia, constitui sem dúvida uma ferramenta valiosa na procura da alegria interior e da paz de espírito.

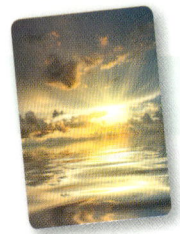

mantra de cura
* relaxamento *

comece a relaxar

O relaxamento se aplica tanto à mente quanto ao corpo, podendo assumir diversas formas. O relaxamento mental é comumente associado à descoberta de um meio de esquecer preocupações e obrigações, de pôr de lado coisas que você acha que tem de fazer.

Muitas pessoas dirão que relaxam mais quando assistem à sua novela favorita na televisão, tomam banho de sol no quintal da casa ou batem papo com um amigo no bar.

Essas formas de relaxamento sem dúvida proporcionam uma pausa bem-vinda nas tribulações diárias. Mas suponha, por um momento, que você tenha visão de raios X e possa ver dentro de sua cabeça e observar o arranjo de seu esqueleto.

Sua coluna pode estar retorcida, seus quadris desalinhados, seus braços e pernas sofrendo tensão uns dos outros. Sua mente pode estar cheia de fantasias ou devaneios. Seu corpo pode estar se recuperando dos excessos da noite anterior — muita bebida, muitos estimulantes, muita comida ruim.

O relaxamento pela meditação é outra coisa. Ao meditar, você volta sua atenção para dentro e se concentra em todo o seu ser, usando o poder da mente para descontrair o corpo físico. A primeira etapa consiste em sentar-se numa cadeira firme, mas confortável, e fazer o exercício descrito na página seguinte. Ele pode ser executado em quase todos os lugares e situações.

incremente sua energia mental

A meditação regular melhora sua capacidade de concentrar-se num único item ou ideia e manter essa concentração por muito tempo.

Um dos maiores benefícios da meditação é que ela o faz sentir-se mais energizado do que normalmente se sentiria — ou seja, você se torna capaz de fazer mais coisas na vida diária antes de ficar cansado.

A meditação o ajudará a canalizar suas energias mentais para fins produtivos, de modo que, aprimorando sua organização e concentração, você possa enfrentar os mais diversos desafios e tarefas.

A capacidade de concentrar-se intensamente o tornará mais resoluto. Em vez de se mostrar "disperso" ou "desligado" em sua maneira de encarar a vida, você desenvolverá um agradável senso de totalidade — e isso o levará a estados mentais positivos, que por sua vez lhe permitirão conservar a energia.

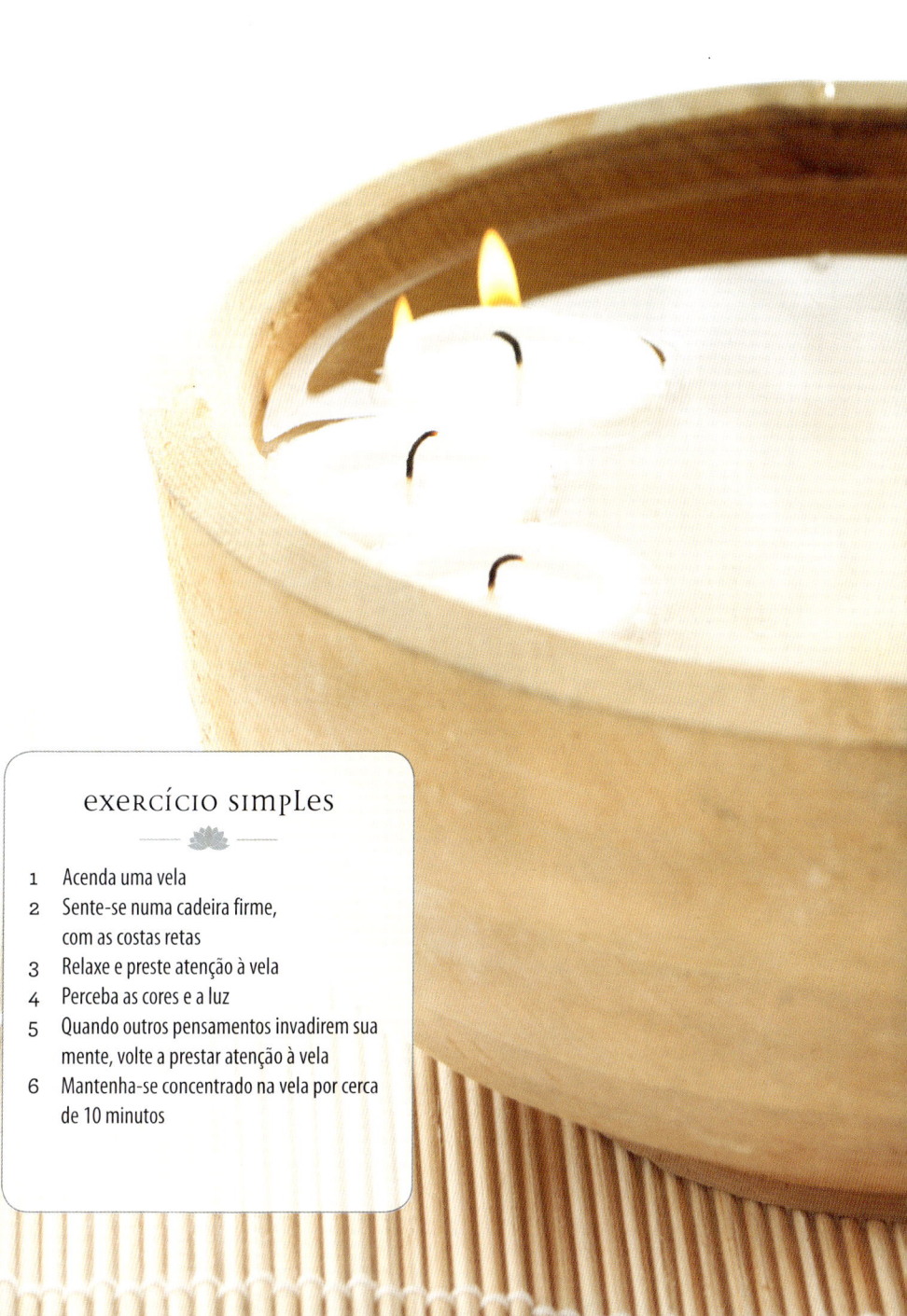

exercício simples

1. Acenda uma vela
2. Sente-se numa cadeira firme, com as costas retas
3. Relaxe e preste atenção à vela
4. Perceba as cores e a luz
5. Quando outros pensamentos invadirem sua mente, volte a prestar atenção à vela
6. Mantenha-se concentrado na vela por cerca de 10 minutos

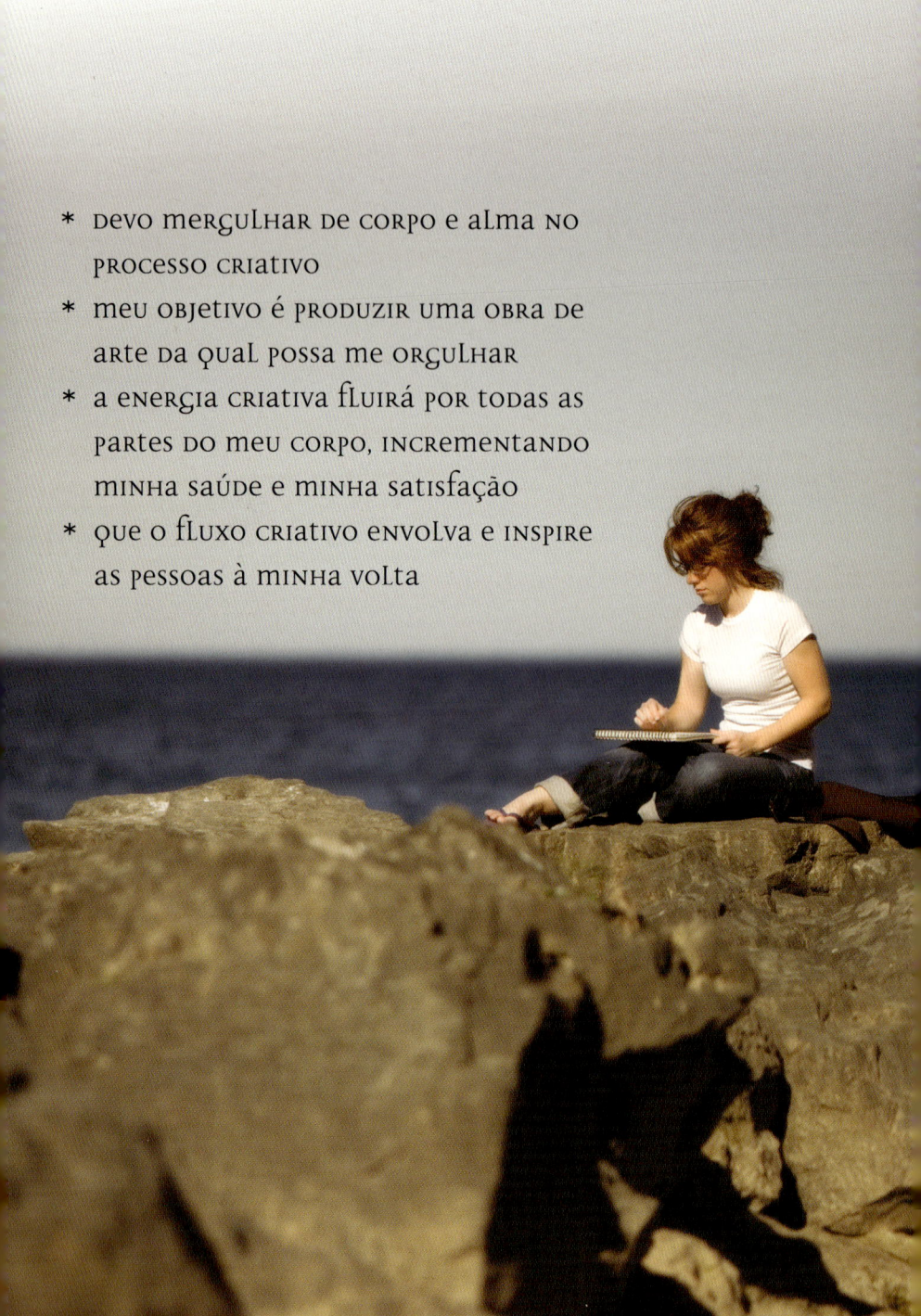

* devo mergulhar de corpo e alma no processo criativo
* meu objetivo é produzir uma obra de arte da qual possa me orgulhar
* a energia criativa fluirá por todas as partes do meu corpo, incrementando minha saúde e minha satisfação
* que o fluxo criativo envolva e inspire as pessoas à minha volta

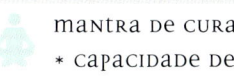 mantra de cura * criatividade * capacidade de ouvir *

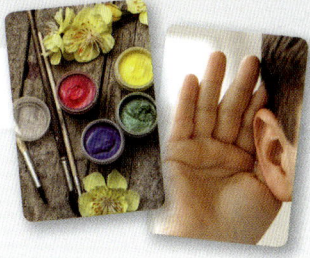

seja criativo

Quem conhece um pouco a história da arte sabe que alguns artistas famosos tiveram vidas atormentadas – e que usaram suas experiências dolorosas para produzir obras inspiradoras.

Mas há outra fonte de arte superior igualmente produtiva: a paz de espírito. As religiões tradicionais do Oriente reconheceram há muito tempo que, nas profundezas da meditação, existe um enorme reservatório de criatividade adormecida que, havendo oportunidade, pode jorrar de nós.

O exercício descrito abaixo ajudará você a combater os sentimentos de inquietude e a condensar suas energias mentais num fluxo contínuo, que por sua vez estimulará sua capacidade criativa.

exercício simples

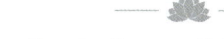

1. Se você estiver se sentindo confuso e disperso, levante-se e dance, com os braços estendidos, por cerca de 10 minutos
2. Movimento o corpo devagar, em todas as direções
3. Sinta o fluxo de energia pelas várias partes do seu corpo em movimento
4. Mantenha a energia fluindo o tempo todo

resolva seus conflitos

Os relacionamentos humanos muitas vezes causam mágoa, decepção e raiva. Quando você acha que foi maltratado, talvez espere ser capaz de esquecer e perdoar – mas isso é difícil.

A meditação não oferece uma via fácil de escape para o conflito nos relacionamentos, mas pode proporcionar uma maneira de enfrentar esse conflito com mais eficácia.

Se você estiver abalado e com raiva por causa da maneira como um parente, amigo ou colega o tratou, talvez não seja fácil sair dessa situação. Em alguns casos, em vez do perdão, você pode optar pela serenidade – isto é, pela capacidade de permanecer emocionalmente calmo e firme diante dos desafios.

O tipo de meditação mais apropriado depende de a situação ser ou não irrevogável. Por exemplo, se seu parceiro de longa data quer terminar o relacionamento e você percebe que essa decisão é definitiva, a meditação de escolha será a que promover a aceitação – a aceitação clara e incondicional de que houve uma mudança irreversível.

As meditações da serenidade e aceitação às vezes demoram a produzir paz de espírito.

Sente-se imóvel e em silêncio por três minutos e concentre-se na sua respiração consciente (ver pp. 20-3). Repita mentalmente expressões como "Devo permanecer firme neste período de mudança" e "Tenho de aceitar os fatos", fazendo com que elas calem fundo em sua alma

uma presença alerta

Você precisa conhecer bem as energias responsáveis por seu bem-estar psicológico. Tenha em mente que a qualidade da energia mental é tão importante quanto sua quantidade.

A meditação pode recarregar suas baterias mentais, tornando-o mais alerta e mais serenamente resoluto. Com isso, ficará bem preparado para enfrentar situações novas e desafiadoras — ficará, em suma, proativo e não reativo.

O fluxo de energia provocado pela meditação pode ser usado para fins egoístas como melhorar o *status* pessoal, ganhar mais dinheiro ou empenhar-se ainda mais na busca de bens materiais. Essas conquistas mundanas talvez impressionem seus colegas, mas, reza a sabedoria, têm seu custo. Você poderá se tornar cego às necessidades de seus entes queridos e às belezas da vida ou perder contato com seu eu interior.

Segundo o pensamento convencional, só conseguimos energizar o corpo e a mente por meio do impacto de alguma coisa em nossos sentidos. A fagulha pode ser desde um gol marcado numa partida de futebol até uma peça de música profundamente emocionante. Em qualquer caso, há sempre uma súbita mudança de energia baixa para energia alta.

A meditação não funciona assim. Ela nos permite conservar a energia que, de outra forma, seria desperdiçada com estresse, resistência e preocupações inúteis. Desperdiçamos energia quando nos apegamos a lembranças (passado) e a esperanças (futuro) ou negligenciamos nossa vida física e emocional.

Ao contrário, uma jubilosa energia é liberada graças à consciência, à meditação e ao senso do espiritual. Por meio da meditação, podemos descer aos níveis profundos do ser e não só solucionar problemas psicológicos ali alojados, como também desenvolver uma aguda percepção do momento.

A meditação sobre o corpo, os sentimentos e a natureza conserva e cria energia ao mesmo tempo. Uma das mais compensadoras aplicações dessa energia é sua canalização para o amor, a compaixão e a ação por intermédio da experiência de interconexão com todos os aspectos da vida.

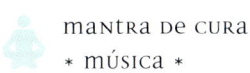
mantra de cura
* música *

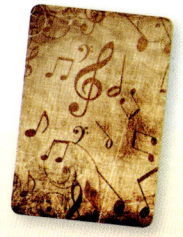

Tudo no cosmos – do sol, da lua e das estrelas até a vida nas profundezas do oceano – está interconectado. Contemplar os muitos e variados elementos da natureza, como o fascínio de um crepúsculo tingido de rosa sobre o azul da água, pode nos fazer entender essa rede intricada.

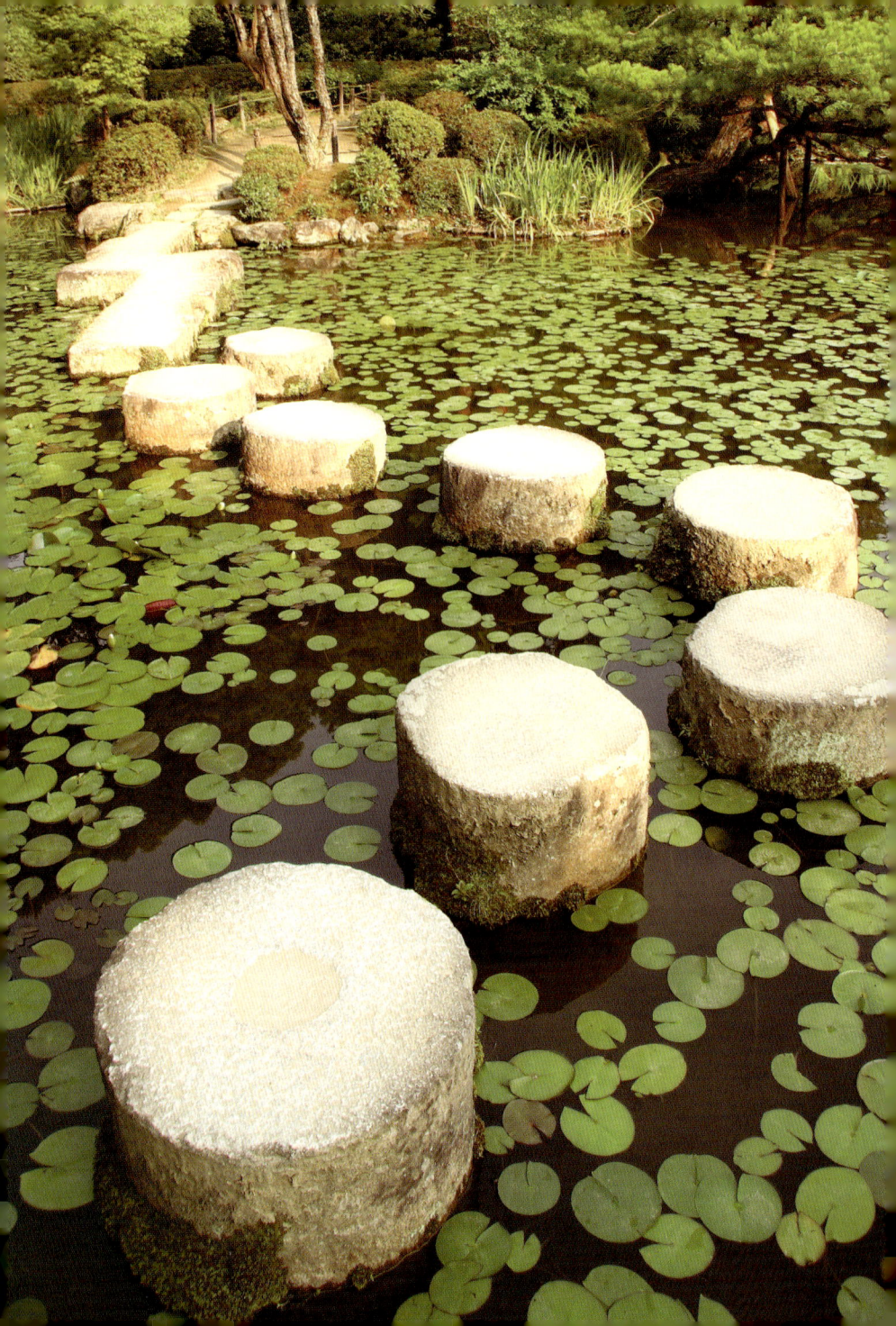

o começo

A respiração consciente e o conhecimento das posturas proporcionam uma base sólida para a meditação de cura. As meditações exploradas neste capítulo devem se tornar uma prática regular de seu cotidiano, quer você esteja sentado, de pé, caminhando ou relaxando.

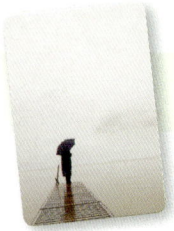

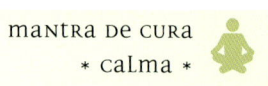

mantra de cura
* calma *

o que é meditação?

Sua primeira experiência com a meditação pode parecer inusitada e estranha; e talvez você não consiga entendê-la facilmente.

Se você conversar com pessoas que meditam, descobrirá que essa incerteza é comum e vem seguida muitas vezes por um processo de iluminação. Eis o relato de um iniciante:

"Meu primeiro professor de meditação, Ajahn Dhammadaro, da Tailândia, deu-me as instruções básicas e instruiu-me a praticar a rotina várias vezes ao dia. Ensinou-me a ficar sentado com as pernas cruzadas e a coluna reta para depois, gradualmente, levantar e baixar a mão, de palma para cima. Meu antebraço estava esticado. Movi-o então, do cotovelo até os dedos, alguns centímetros de cada vez, até a mão quase tocar o ombro. Inverti em seguida o movimento até a mão se aproximar dos músculos contraídos da perna.

Ele me recomendou procurar sentir o calor e o formigamento dos dedos, da palma e do braço durante os movimentos para cima e para baixo. Foi cansativo fazer isso durante uma hora. Minha ideia de meditação era outra e eu não via objetivo nenhum naquilo. Meu corpo começou a doer.

Depois de alguns dias, ocorreu-me um pensamento. Reconheci a importância de minha mão direita. Comecei a notar que a meditação estava contribuindo para minha percepção interior. De repente, a prática de meditação se transformou, de uma atividade repetitiva e mecânica, na constatação do vínculo entre minha mente e meu corpo. Minha mão afirmava minha vida interior".

a respiração consciente

A respiração consciente – a principal meditação deste livro – pode contribuir significativamente para a lucidez e a paz de espírito.

Esta meditação é benéfica em inúmeras situações, especialmente quando você precisa ficar calmo e atento. Prestar atenção ao ar que entra e sai do seu corpo confirma sua intimidade e interdependência com o mundo natural, contribuindo para libertá-lo de uma existência autocentrada.

A respiração consciente é amplamente usada em vários esportes como o tênis, o golfe e a natação, pois ajuda a pessoa a manter a presença mental e a cabeça fria a todo momento.

Como prática de meditação, a respiração consciente nos coloca em contato com as camadas profundas da consciência que são geralmente difíceis de atingir e nos faz ver com clareza a realidade das coisas. Essa prática nos ajuda a evitar reações de agressividade diante de sentimentos de raiva, medo e confusão.

É bom ter cuidado com as pessoas que tratam a meditação com desdém. Lembremo-nos sempre de que elas não falam a partir de suas experiências, apenas expressam suas opiniões. E o que conta são as nossas experiências. Se a meditação contribuir para o nosso bem-estar, contentamento e lucidez mental, será fácil ignorar a negatividade transmitida pelos outros.

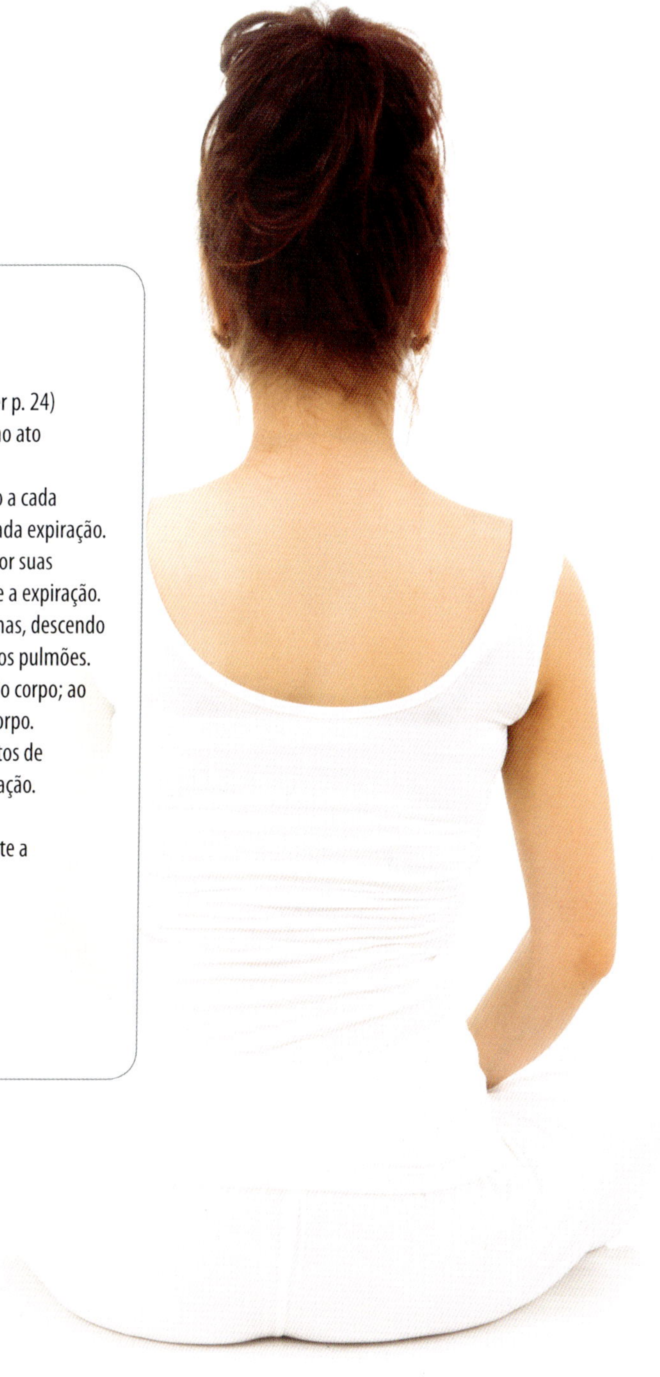

prática

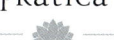

1. Assuma a postura sentada (ver p. 24) e concentre-se inteiramente no ato de respirar.
2. Sinta seu corpo se expandindo a cada inspiração e se contraindo a cada expiração.
3. Sinta o fluxo de ar passando por suas narinas, durante a inspiração e a expiração.
4. Sinta o ar entrando pelas narinas, descendo pela garganta e penetrando nos pulmões. Ao inspirar, sinta a expansão do corpo; ao expirar, sinta a contração do corpo.
5. Tome consciência dos momentos de pausa antes da próxima inspiração.
6. Procure esvaziar a mente de pensamentos estranhos durante a inspiração e a expiração.

* estou inspirando mais profunda e lentamente
* estou expirando mais completamente
* minha respiração é uma ponte entre minha mente e meu corpo
* estou consciente das mínimas sensações físicas enquanto inspiro e expiro

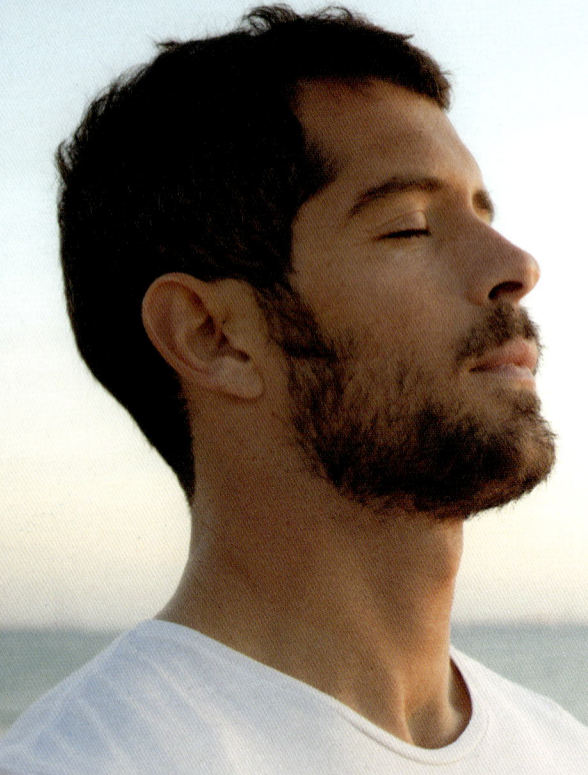

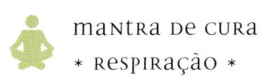 MANTRA DE CURA
* respiração *

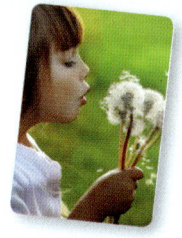

Relaxe ao expirar

Quando você estiver inquieto, respire longa, profunda e lentamente, relaxando a cada expiração. Repita o processo inspirando longa, lenta e profundamente, e expirando da mesma maneira. Quando se sentir aliviado depois desse processo, retorne à imobilidade e à calma.

Nessa meditação, você toma consciência de cada etapa da respiração. Percebe os tipos de sensação que surgem quando inspira e expira: calor, vibrações, pulsações, formigamento, tensão — sensações que podem ser agradáveis ou não. Observe cuidadosamente o efeito, no corpo, do início e do fim da respiração.

Todos os acontecimentos, pensamentos e estados mentais têm uma característica: vêm e vão. Se você sentir uma dor no corpo enquanto estiver sentado, relaxe conscientemente na expiração, liberando toda tensão que possa ter surgido no corpo em consequência da dor. Tentar fazer valer a vontade durante a meditação pode gerar pressão e tensão, causando, às vezes, dor de cabeça. Quanto mais delicadamente você praticar, mais benéfico será o efeito.

Se você se sentir cansado ao meditar na posição sentada, tente levantar e baixar um braço (com o cotovelo junto às costelas) lentamente, de modo que cada movimento tenha começo e fim. Preste atenção a cada momento, com os olhos abertos ou fechados.

Use um método de contagem

Um método de contagem pode ser útil nos primeiros minutos da meditação da respiração. Conte cada expiração de um a dez e repita.

Se você se perder ou sua mente divagar, recomece. Mas cuidado para não ficar apenas contando, sem atentar para a respiração.

Pratique a respiração

Você precisa praticar para perceber a diferença entre fazer contato descontraído com a respiração e tentar controlá-la por meio de pressão. A prática consiste apenas em desenvolver a consciência do ato de respirar sem tentar forçá-lo com a mente.

No princípio, a respiração costuma ser um tanto irregular e instável. Mas, se você ficar calmo, ela irá se estabilizando naturalmente. Empregar a força de vontade no ato de respirar tende a gerar tensão. O fato de você se concentrar na respiração influencia-a até certo ponto. Essa influência diminui à medida que você desenvolve mais harmonia no corpo e na mente.

É importante dar continuidade à prática mesmo se você achar que está progredindo muito lentamente. Essas dúvidas são comuns. Com o aperfeiçoamento da prática da meditação, os benefícios começam a aparecer.

> Concentrar-se na respiração fará com que você se torne consciente das diversas sensações em todo o seu corpo e comece a relaxar as áreas de tensão.

postura sentada

Para essa postura, você deve se sentar com as pernas cruzadas ou num banco de meditação; mas pode também usar uma cadeira sem espaldar (a menos que precise desse apoio).

Esqueça todas as imagens que já viu de yogues com as pernas cruzadas – a posição desses membros é irrelevante. Para esta meditação, reserve um espaço tranquilo em sua casa, longe do barulho, e use uma almofada ou um zafu japonês (ver página seguinte) para maior conforto. Você poderá olhar para o espaço vazio ou para uma parede. Eis algumas dicas para conseguir uma posição sentada mais proveitosa:

- Fique com a cabeça bem solta sobre os ombros
- Abaixe ligeiramente o queixo
- Examine, mentalmente, todas as partes do seu corpo, da cabeça aos pés
- Projete os quadris para a frente, erguendo o diafragma e o peito
- Mantenha-se receptivo ao momento presente
- Não se prenda a nenhum pensamento, palavra ou ideia
- Sinta a calma em um instante por vez

Todo momento em que você se concentrar no presente será um momento de meditação. Não tente forçar a meditação para alcançar algum tipo de estado idealizado. Basta ficar sentado na postura ereta, olhos abertos ou fechados, e manter-se receptivo. Se preferir, cultive a meditação de olhos abertos. Tome consciência de sua respiração.

Pratique por 20 minutos.

Sua meditação será mais eficaz e proveitosa se você adotar uma postura alerta, mas calma, antes de iniciar a prática.

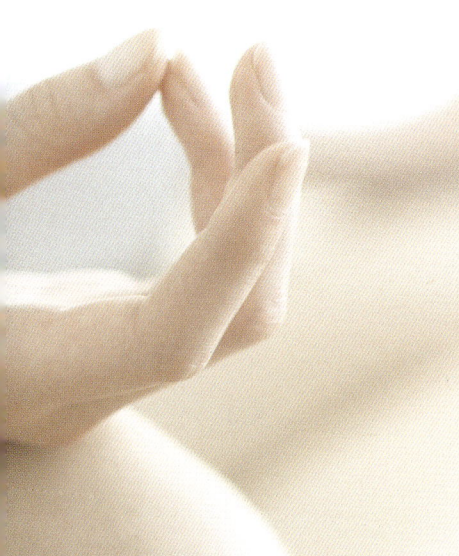

suportes práticos para a meditação formal

Suportes úteis para a meditação de cura na posição sentada podem ser: o zafu japonês, um banco de meditação e uma cadeira.

O zafu é uma almofada redonda e firme recheada de kapok (uma substância semelhante ao algodão, que dá em árvores), e com cerca de 25 a 30 cm de altura e 30 a 35 cm de diâmetro. Para maior conforto, é colocado às vezes em cima de um *zabuton*, uma almofada retangular com 76 por 71 cm. Se suas pernas "adormecerem" durante a meditação, experimente cruzá-las ou use um cobertor dobrado como apoio para os quadris e as pernas.

O banco de meditação apresenta frequentemente uma superfície acolchoada. É usado para a postura ajoelhada, com as pernas sob o tampo inclinado. Isso mantém as costas retas sem pressionar as pernas.

A cadeira é uma excelente alternativa. Deve ter o espaldar reto, com almofada firme. Nunca use uma poltrona. E só se encoste se tiver algum problema na coluna.

Postura de pé

Há inúmeras oportunidades no cotidiano para praticar a meditação de pé. Se você sentir algum incômodo, faça um exercício caminhando antes de voltar a ela.

Imagine, por exemplo, que você fique aborrecido porque um amigo se atrasou para um encontro. A perda de contato com o momento cria atitudes negativas — tédio, impaciência, censura, dúvida. É fácil nos esquecermos de que, não importa aonde vamos, jamais podemos escapar de nossa consciência.

Como preparação para a meditação de pé, verifique sua postura geral. Junte os pés e mantenha o corpo perfeitamente ereto. Ao contrário de um soldado, você não precisa se esforçar para ficar em posição de sentido. O objetivo é experimentar uma presença descontraída no corpo todo, especialmente na área de contato dos pés com o chão.

A meditação de pé também pode transformar sua relação com o lugar em que está. Examine cada parte do seu corpo e dirija a atenção para quaisquer áreas de tensão que detecte nos ombros, parte inferior das costas, músculos das panturrilhas etc.

Pratique por 20 minutos.

Postura caminhando

Todas as posturas de meditação têm a mesma importância. Esta – que envolve um caminhar bastante lento – é uma forma de expressão contemplativa.

Você precisa cobrir apenas uma distância pequena durante o exercício, de modo que uma opção é percorrer de um lado para o outro a extensão de seu quarto.

Comece examinando sua postura da cabeça aos pés. Pouse uma mão no abdome e a outra acima dele. Quando começar a se mover, atente para a presença da vida, levantando cada pé muito lentamente, movendo-o de modo que o calcanhar de um mal ultrapasse os dedos do outro. Mantenha a cabeça e o tronco imóveis durante a caminhada e olhe para o chão dois metros à frente.

Procure sentir as alterações sutis no peso de cada pé e a energia que passa por ele quando toca o chão. O ato de andar é mais importante que a preocupação com o lugar de onde você veio e para onde vai. Na meditação, a realidade do momento presente importa mais que o passado ou o futuro.

Pratique a meditação caminhando por 20 minutos.

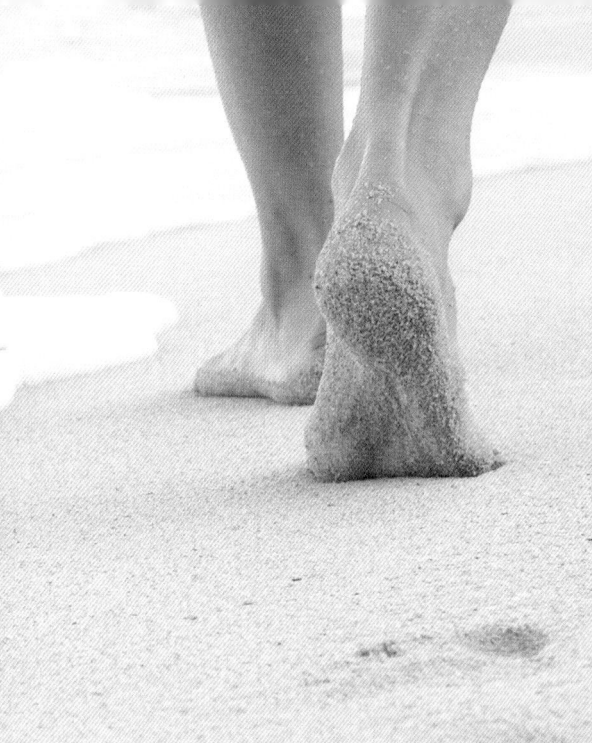

Caminhar devagar e descalço por uma praia aprimora a experiência da meditação caminhando. Gera um senso de harmonia com a natureza quando você sente a areia sob os pés ou as ondas passando suavemente por cima deles.

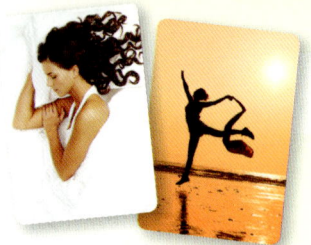

mantra de cura
* sono * movimento *

postura reclinada

Na postura reclinada, o corpo é mantido completamente ereto e imóvel. Procure relaxá-lo todo sobre um colchão ou mesmo no chão.

Deite-se de costas, com os calcanhares unidos ou dobre os joelhos de modo que os calcanhares fiquem próximos das nádegas. Use um tapete, um colchão firme ou um gramado (de preferência à sombra). Pouse a cabeça numa almofada pequena e firme. Os braços devem ficar esticados ao lado do corpo, as palmas para cima ou para baixo. Quando sentir o corpo totalmente imóvel, tome consciência de sua presença e de seu contato com o colchão ou o chão.

Continue imóvel, de olhos abertos ou fechados. Nessa postura, o corpo inteiro, incluindo a mente, deve permanecer num estado de descontração profunda. É bom cochilar por alguns minutos. Ao despertar, conserve a postura por um ou dois minutos antes de se mover. Se o sono persistir, levante uma das mãos com os dedos apontados para o teto ou o céu. Isso o manterá desperto.

A meditação reclinada é útil quando há dor no corpo ou você acha difícil sentar-se ereto; no entanto, talvez precise se esforçar um pouco para não adormecer.

Pratique essa postura por 20 minutos.

meditação em movimento

Esta meditação pode ser praticada enquanto você está pedalando, correndo, fazendo yoga ou mesmo quando pratica artes marciais.

Não importa que você faça este exercício sozinho, com um parceiro ou em grupo: o movimento consciente sempre gera energia e criatividade.

Nesta meditação, você deve se mover lenta e conscientemente, sentindo cada parte do seu corpo. Os amantes da música podem meditar ao som de peças clássicas, *rock* ou *new age*, dependendo do estado de espírito do momento. A meditação em movimento ajuda a eliminar tensões que se acumularam durante o dia ou pode servir de preparação para a meditação sentada.

A corrida é uma das maneiras de nos mantermos em contato com a natureza, a energia corporal e o ritmo da respiração. O corpo influencia a mente e a mente influencia o corpo. A corrida e a caminhada rápida transformam os fluxos de energia. Quando você energiza o corpo por meio do exercício, tem acesso a estados alterados de consciência, percepção clara e harmonia. A sensação de conexão com a vida e a terra é um maravilhoso resultado da presença genuína.

Pratique a meditação em movimento por 20 minutos diariamente.

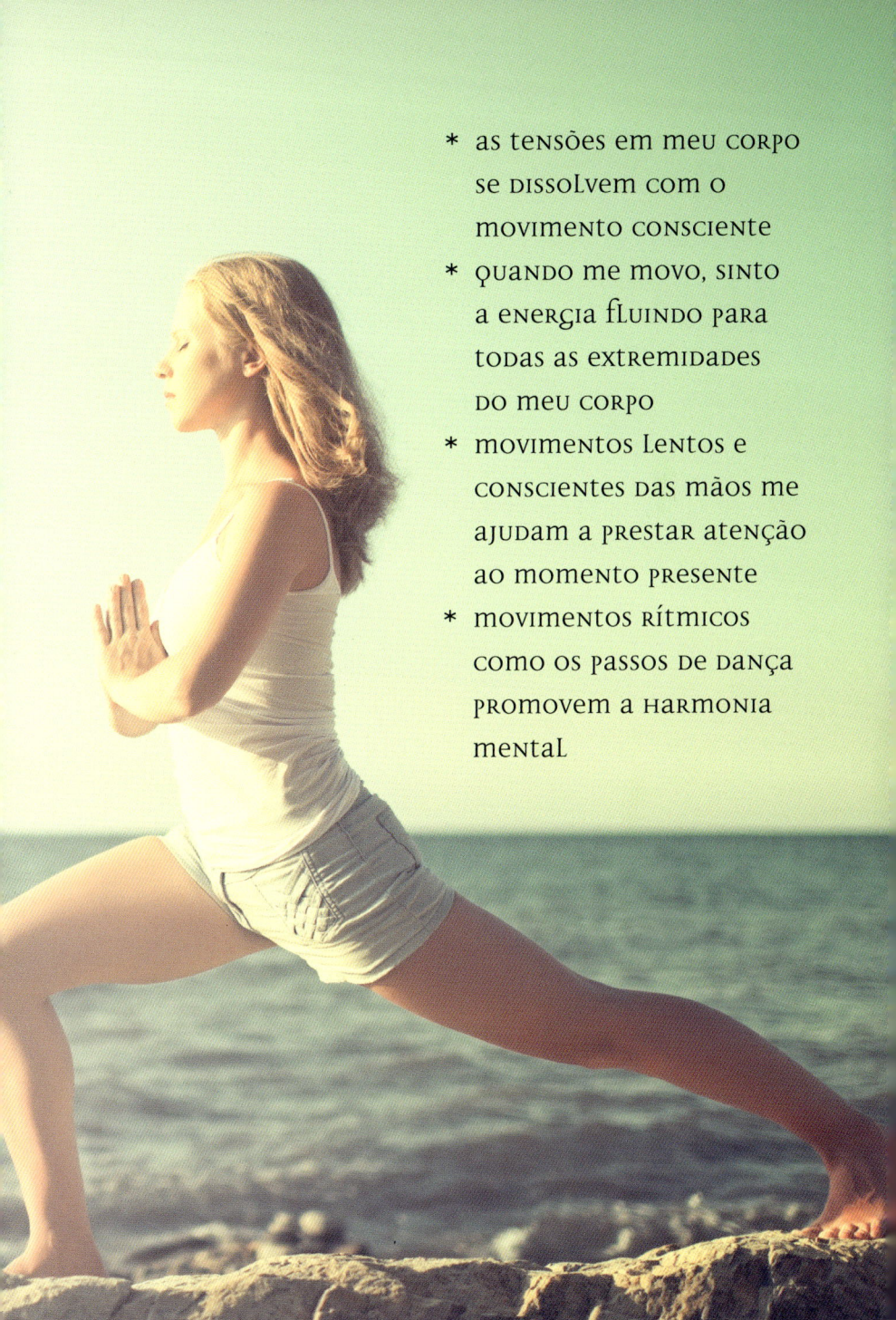

* as tensões em meu corpo se dissolvem com o movimento consciente
* quando me movo, sinto a energia fluindo para todas as extremidades do meu corpo
* movimentos lentos e conscientes das mãos me ajudam a prestar atenção ao momento presente
* movimentos rítmicos como os passos de dança promovem a harmonia mental

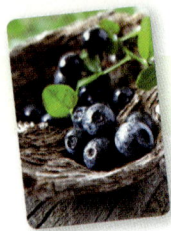
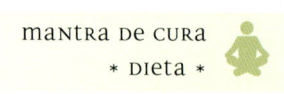

mantra de cura
* dieta *

meditação do alimento

Há duas coisas em que vale a pena refletir seriamente antes de praticar a meditação do alimento: dieta e consciência.

Dieta

Como regra geral, você deve ingerir alimentos nutritivos, de digestão fácil, como frutas, legumes, cereais e proteínas. A quantidade para cada pessoa depende do sexo e do metabolismo. Insegurança, ansiedade e força do hábito afetam o consumo, enquanto a jovialidade contribui para práticas alimentares saudáveis.

Consciência

Ao comer, leve o alimento à boca devagar, mastigue-o bem e engula-o conscientemente. Quando ingerir um alimento ou uma bebida, deguste seus diferentes sabores a cada instante. O alimento só deve ser engolido quando estiver quase líquido. Comer devagar e mastigar bem auxilia a digestão e confere paz de espírito. Você poderá também selecionar um único item, como uma groselha ou um pedaço de banana, para fazer dele o foco de uma meditação do alimento.

expressar reconhecimento e gratidão

Procure saborear cada bocado de alimento sem se distrair com outras coisas, como ler um livro ou ver televisão. Assim como você gosta do contato com outras pessoas; pode então apreciar também o contato consciente com seu próprio corpo. A meditação do alimento pode ser intensificada se você expressar reconhecimento e gratidão pelo alimento recebido, repetindo frases como:

- ❖ Que os produtores deste alimento e suas famílias vivam em paz e harmonia. Que suas plantações e seu gado prosperem.
- ❖ Que eles sejam poupados de inundações, secas e privações.
- ❖ Que seu relacionamento com a terra os alimente e às suas comunidades.
- ❖ Que as pessoas que trazem o alimento das fazendas viajem em segurança. Que elas e suas famílias estejam bem e felizes.
- ❖ Que todos aqueles que trabalham em mercados, armazéns e supermercados estejam bem e felizes. Que seus dias sejam livres de pressões e contrariedades.
- ❖ Que todos vivam em paz.

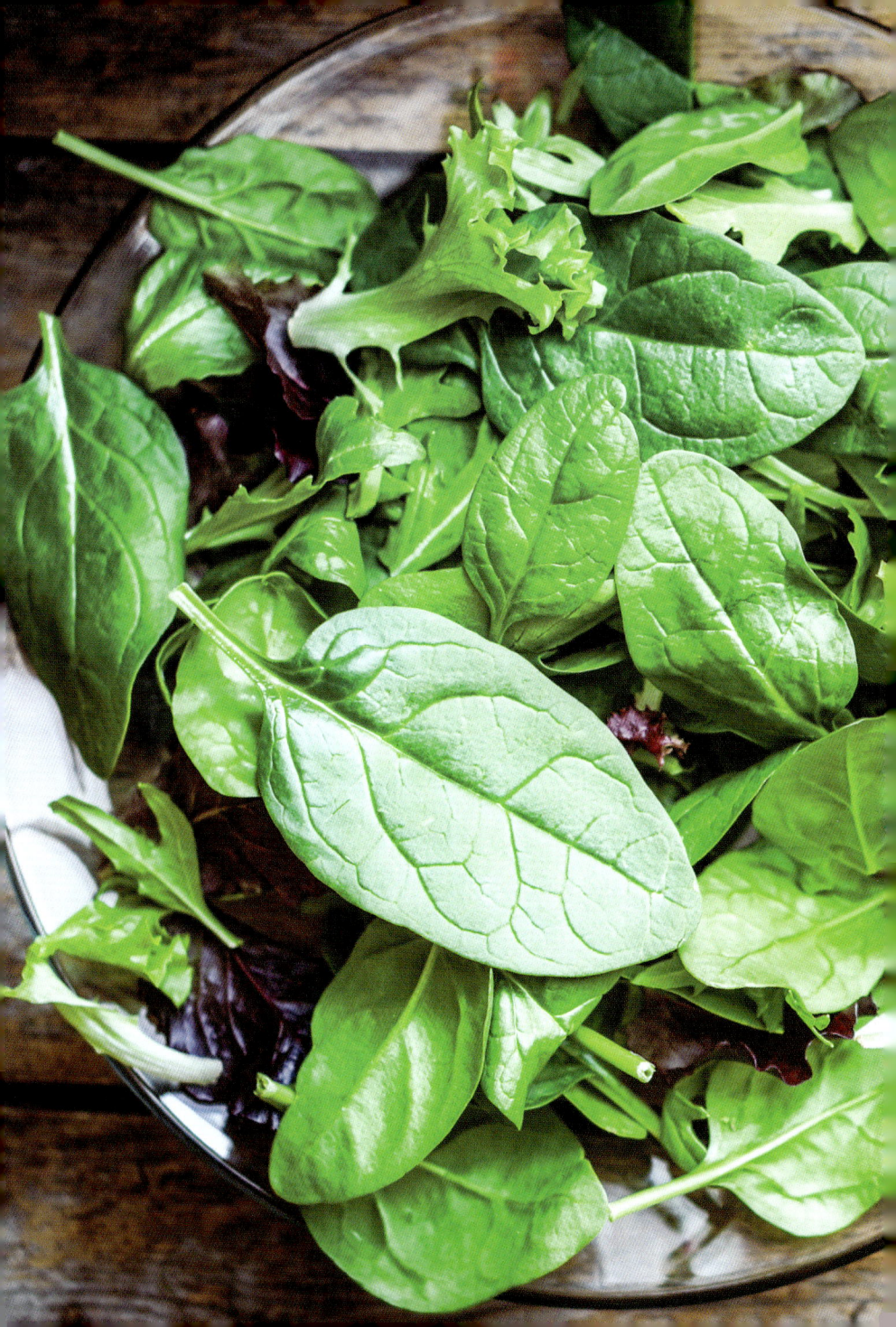

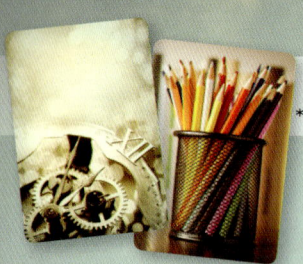

mantra de cura
* tempo * rotina *

quando meditar

A meditação de cura irá estimulá-lo a viver um dia por vez e conscientemente ao longo de cada dia.

Quando você se dispõe a prestar atenção total a cada momento, adquire um senso profundo de vida consciente e ligação com o que está à sua volta.

Dedique cerca de 20 minutos à prática, de manhã ou à noite. Algumas pessoas que meditam regularmente chegam a praticar por uma hora duas vezes ao dia, mas convém lembrar que a qualidade sempre deve vir antes da quantidade.

Manhã

Meditar no início do dia exige esforço e disciplina. Talvez você precise borrifar água fria no rosto e fazer alongamento durante dois ou três minutos a fim de se sentir pronto para a primeira meditação. Esta pode requerer uma mudança de atitude e de rotina.

Se, de manhã, você normalmente corre como louco para despachar seus familiares e você próprio sair de casa, pare com isso. Procure iniciar o dia conscientemente, sem pressa, valorizando cada um de seus atos. Instale no presente tudo o que fizer. Inclua aí a disposição para se sentar e meditar. Se as primeiras tarefas do dia ocuparem muito do seu tempo, talvez seja necessário levantar-se mais cedo e dar-se a oportunidade de agir conscientemente.

Alguns meditadores pulam da cama ao nascer do sol. Ajustam o despertador para soar o alarme exatamente quando as primeiras luzes aparecem. Às vezes fazem uma caminhada para dar as boas-vindas ao novo dia ou se sentam diante da janela para contemplar os primeiros raios banhando a paisagem. Havendo bastante tempo entre a madrugada e a hora de ir para o trabalho, costumam voltar para a cama. O corpo consegue se adaptar a duas sequências de sono; do contrário, você pode apenas ficar deitado tranquilamente, tomando consciência da respiração.

De manhã, algumas pessoas se sentem invadidas por ondas de cansaço, sobretudo na meditação sentada. Se isso acontecer com você, é importante que mantenha os olhos abertos, pisque o mínimo possível e olhe para algo à sua frente, como uma vela, um objeto religioso ou uma mancha colorida no tapete.

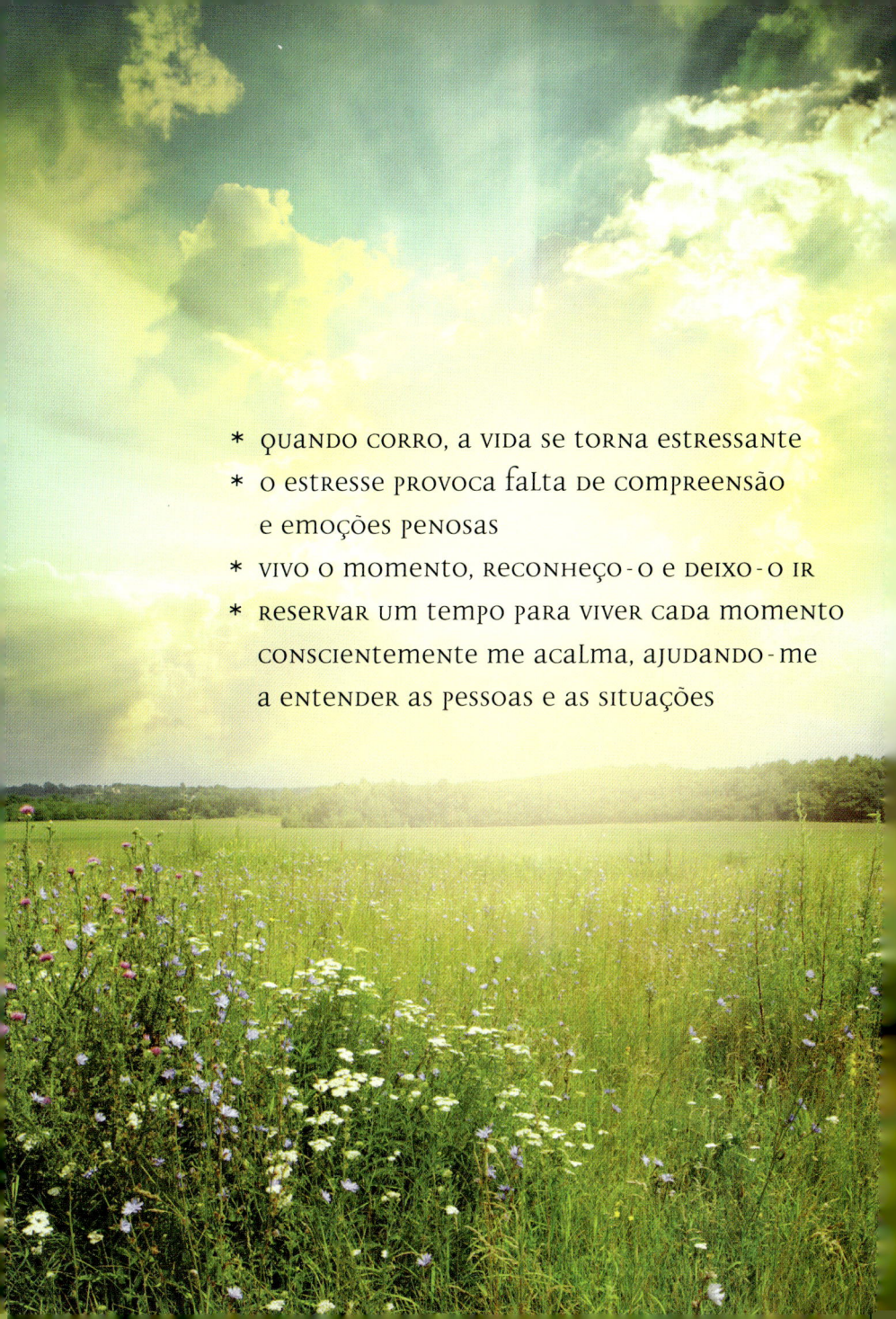

* quando corro, a vida se torna estressante
* o estresse provoca falta de compreensão e emoções penosas
* vivo o momento, reconheço-o e deixo-o ir
* reservar um tempo para viver cada momento conscientemente me acalma, ajudando-me a entender as pessoas e as situações

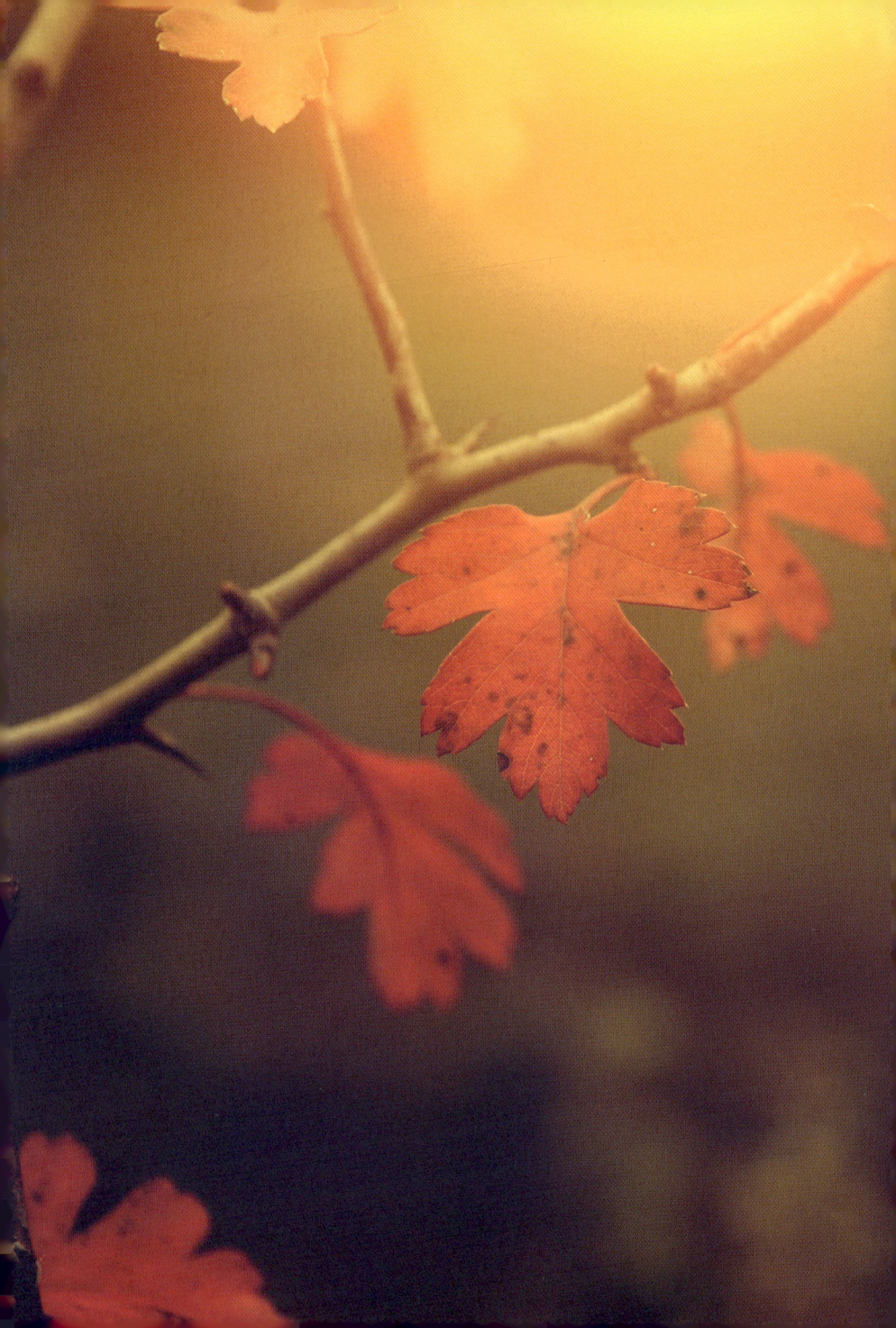

Noite

A noite é uma hora gratificante para a meditação. Você talvez tenha voltado do trabalho ou da escola, jantado, lavado a louça etc. Quase sempre, depois de tudo isso, só o que quer é se afundar numa poltrona. Na verdade, se desejar ter alguma energia de sobra para a meditação, talvez não seja muito prudente adiar a prática para o fim do dia. Você poderá, por exemplo, jantar mais cedo ou deixar a louça para lavar na manhã seguinte. Meditar para clarear a mente é que deve ser a prioridade.

Hora de dormir

Muitas pessoas têm dificuldade para dormir. Isso pode acontecer quando sensações, determinados sons ou pensamentos interromperam o canal entre a vigília e o sono. Em geral, é melhor ir para a cama depois de feita a digestão. Entretanto, para as pessoas que têm grandes problemas para dormir, é bom tomar um copo de leite morno, comer uma banana, ou ambas as coisas, antes de tentar adormecer. Procure se livrar dos últimos resquícios de tensões e apoie o corpo todo no colchão. Mantenha-o completamente imóvel e relaxado para maximizar o estado de repouso. Com a prática, o canal para o sono é desobstruído.

Meio da noite

Você acorda no meio da noite e só o que percebe é o silêncio. Sabe que milhões e milhões de pessoas, em seu hemisfério, dormem a sono solto naquele momento. Em vez de tentar adormecer de novo, você poderá apreciar a grandeza do silêncio que o cerca. Se aprofundar sua apreciação do silêncio, terá uma experiência profunda do descanso.

Você poderá aproveitar esse tempo para a meditação sentada ou reclinada. Sente-se ereto na cama, com as pernas cruzadas e um cobertor nos ombros para mantê-lo aquecido. Ou então vá para o seu cantinho de meditação em outra parte da casa.

Quando se sentir cansado no dia seguinte, conceda-se um pouco de descanso ou sono extra. Um curto cochilo numa cadeira pode ser muitíssimo reparador.

O tempo pode ser uma influência tirânica, por isso não se deixe dominar por ele. Você descobrirá que a meditação regular oferece uma agradável via de escape para a rotina diária.

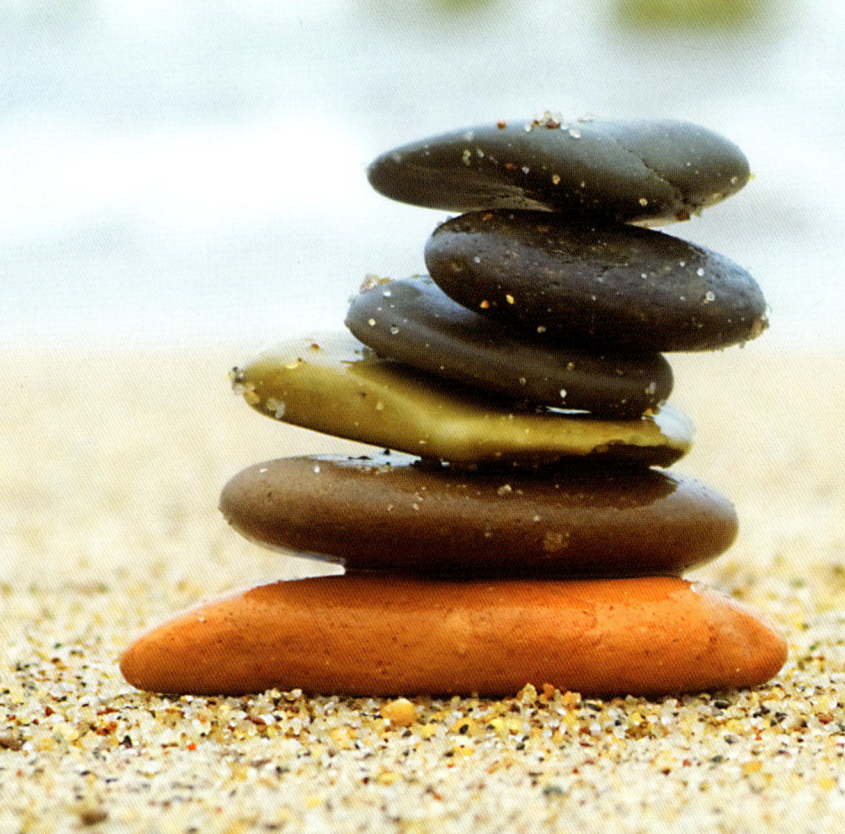

a solução dos problemas

Conhecer-se é viver em paz consigo mesmo. Quando você não se conhece bem, é dominado por uma sensação de desarmonia e isolamento. O primeiro passo para resolver um problema psicológico consiste em identificar as emoções e sentimentos que o provocaram, e encontrar maneiras de enfrentá-los.

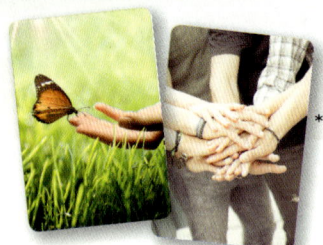

mantra de cura
* estado mental * prioridades *

encontre a paz interior

Se você descobrir que seus sentimentos e instintos levaram à formação de padrões destrutivos de pensamento e comportamento, não desanime. Está em seu poder mudar a situação para melhor.

Quando você presta bastante atenção aos seus padrões de comportamento – identificando-os e analisando-os por meio da meditação de cura –, você os aperfeiçoa. Isso não apenas trará mais lucidez e alegria à sua vida como lhe dará acesso a profundidades de experiência inatingíveis caso você viva de maneira reativa e não proativa. Resolver qualquer uma das 12 áreas problemáticas mais comuns especificadas nesta página sempre nos traz a paz interior.

Todas essas afecções psicológicas são, pela maior parte, desagradáveis, indesejáveis e desnecessárias. Perturbam a mente e prejudicam a qualidade de vida, nossa e daqueles que nos cercam. Dominam nossos pensamentos a tal ponto que depois é difícil eliminá-las. E mesmo quando uma afecção desaparece, pode voltar mais tarde, em circunstâncias similares ou diferentes.

obstáculos à paz interior

- estresse
- pensamentos compulsivos
- preocupação e medo
- raiva
- tendência para adiar
- força do desejo
- força do hábito
- tédio
- inquietação física
- impaciência
- dúvida
- falta de autoaceitação

como Lidar com o estresse

Você está sempre querendo fazer muitas coisas, muito depressa e com muita frequência? Para combater o estresse, disponha-se a mudar seu comportamento.

Quando o estresse em sua vida atinge um certo nível, você começa a sentir que nem tudo está indo bem. Comete erros e não consegue se concentrar. Torna-se intolerante e exige cada vez mais de si mesmo. O estresse debilita nosso sistema imunológico e produz pensamentos negativos. À medida que envelhecemos, nossa capacidade física e mental de lidar com o estresse diminui acentuadamente.

Para combatê-lo, comece perguntando a si mesmo se de fato quer mudanças e quais aspectos do seu comportamento está preparado para mudar. Refletir sobre essas questões gera uma percepção mais clara das causas do seu estresse e encoraja-o a tomar medidas práticas para reduzi-lo. Às vezes, isso significa aprender a pôr de lado certas coisas que dominam sua vida. Mas, principalmente, a meditação regular é um modo muito eficaz de combater o estresse.

Você talvez precise passar um dia longe de tudo e de todos a fim de esquecer os problemas e reafirmar suas prioridades. Reflita sobre possíveis mudanças e faça uma lista das coisas que terá de fazer sem demora. Se perceber que sua resolução está afrouxando, faça outra lista das coisas importantes que tem negligenciado.

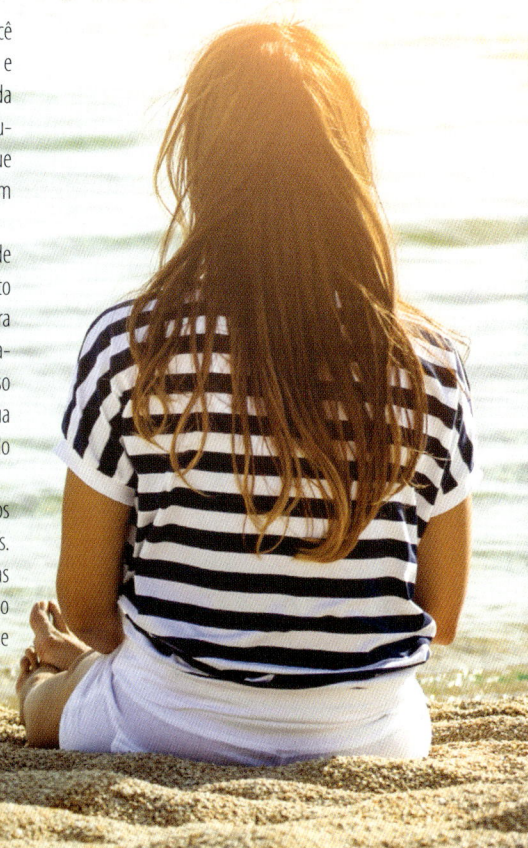

mantra de cura
* silêncio *

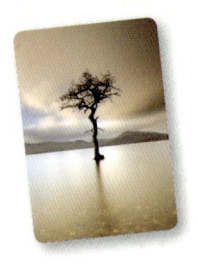

pensamentos compulsivos

Você às vezes pensa que tem tantas coisas a fazer que jamais conseguirá fazê-las? E, mesmo quando as faz, acha que poderia tê-las feito melhor?

Algumas pessoas vivem remoendo pensamentos na mente e não conseguem se livrar deles. Um dos modos de interromper esse ciclo é a meditação de pé (ver p. 26). Fique de pé e imóvel pelo tempo que puder e dê à sua mente uma oportunidade para relaxar.

Em geral, quando a pessoa inicia a prática da meditação, está atormentada por pensamentos compulsivos. Por exemplo, certas palavras não saem de sua cabeça. Uma solução é cultivar o silêncio. Você deve lidar com a irrupção do pensamento apenas quando puder lhe dar total atenção. Ao meditar, mantenha os olhos abertos e maximize sua conexão com o silêncio, aqui e agora.

Pensamentos compulsivos significam negatividade, dúvida, medo ou desejo de autogratificação. Convém registrá-los e analisá-los perguntando a si mesmo:

- ❧ Estes pensamentos me dizem alguma coisa?
- ❧ Poderei me livrar deles mudando o objeto de minha atenção?
- ❧ Há outra maneira de encarar esta situação?
- ❧ As circunstâncias do meu cotidiano precisam mudar?

preocupação e medo

Todos nos pressionamos fortemente para agir de determinada maneira e fazer certas coisas. A meditação será mais eficaz se você reconhecer esse fato e os problemas que a pressão costuma causar.

A ansiedade brota de percepções e sentimentos pouco claros, tornando-se um ruído de fundo em nossa vida diária. Uma boa maneira de eliminar a preocupação e a ansiedade é a prática da respiração consciente (ver pp. 20-3).

O medo pode impedi-lo de fazer o que é certo e apropriado. Você talvez queira realizar mudanças significativas em sua vida, mas o medo o impede de dar os passos necessários. Ideias e sentimentos desagradáveis aparecem e, por sua vez, geram o medo.

Graças ao poder da meditação, você poderá desenvolver a capacidade de bloquear esses padrões de pensamento tão logo se manifestem. Desejará se livrar do medo de um só golpe, mas seja paciente: a mudança é mais satisfatória e duradoura quando ocorre aos poucos.

Uma das formas de vencer a fobia, por exemplo, é enfrentá-la dando um pequeno passo por vez e aproximar-se lentamente do objetivo final, que é eliminá-la por completo. Os medos e ansiedades menores também devem ser abordados dessa maneira. Mas seja cauteloso, pois querer eliminar um medo a qualquer custo pode fazer com que você se apegue ainda mais a ele.

> Uma das formas de vencer a fobia é enfrentá-la dando um pequeno passo por vez e aproximar-se lentamente do objetivo final.

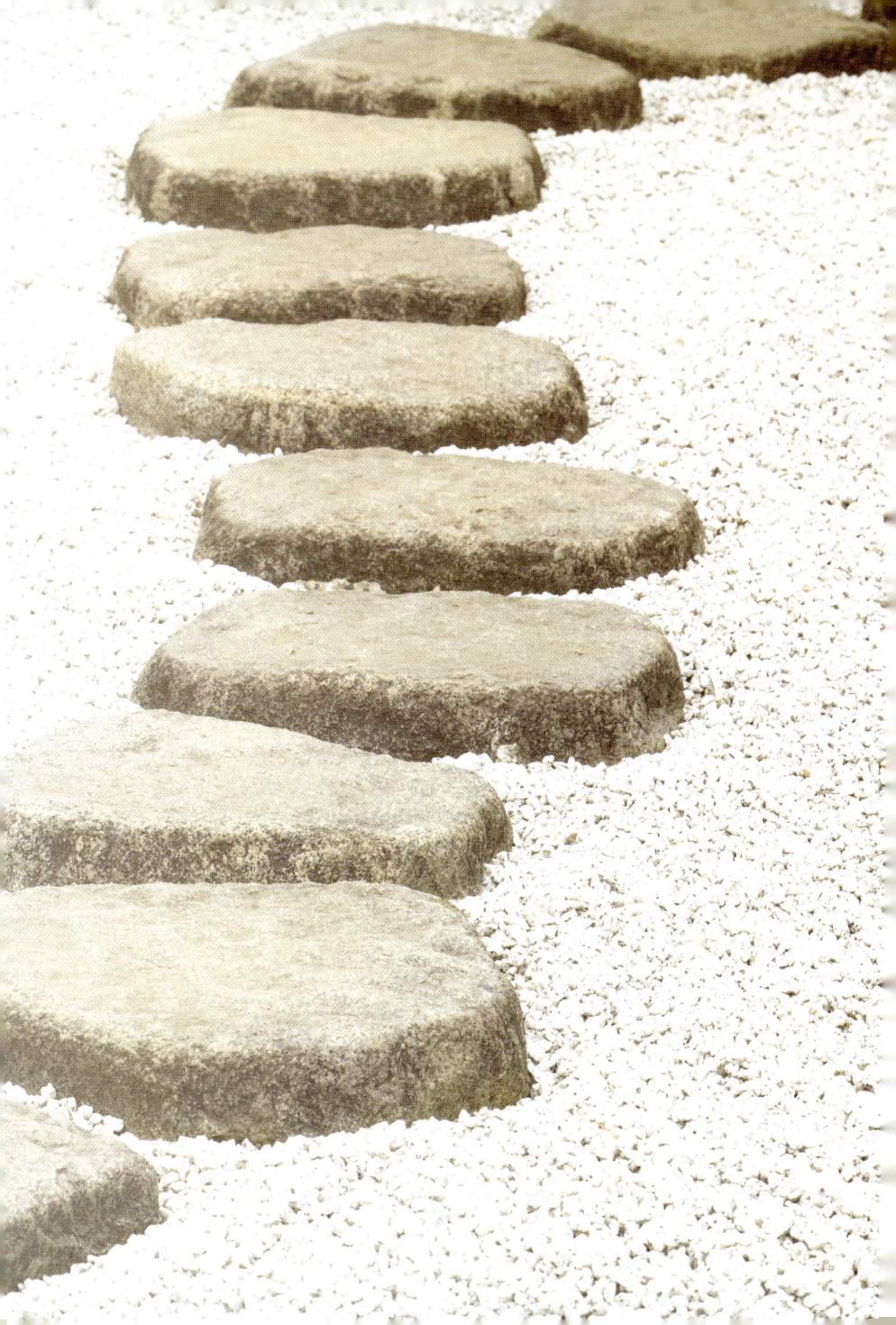

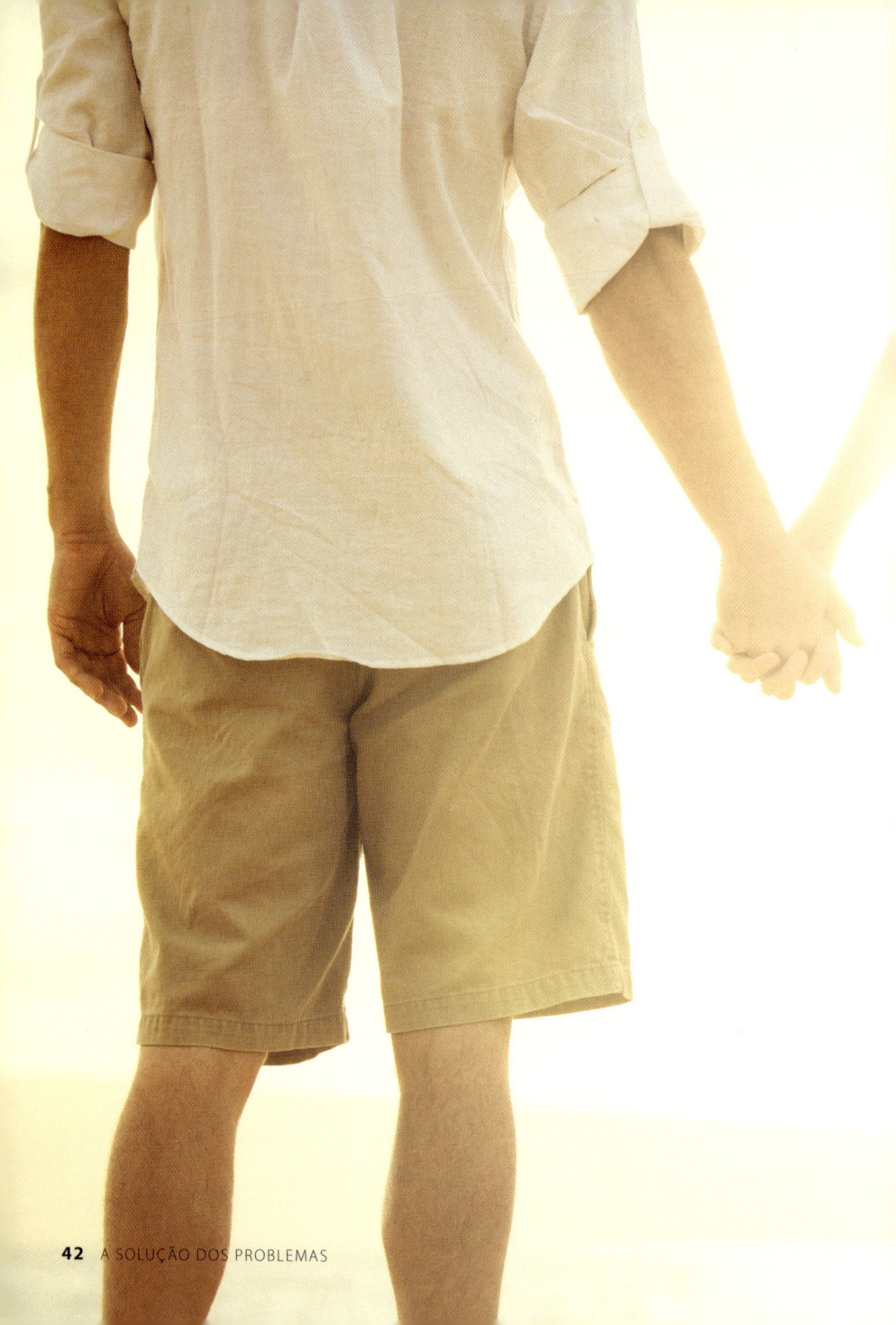

mantra de cura
* compreensão *

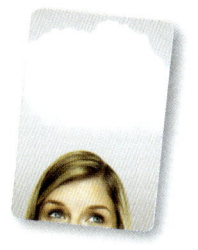

raiva

Quer se revele como um ressentimento arraigado, uma explosão súbita ou grosserias frequentes, a raiva é um problema grave para muitas pessoas.

A raiva é uma daquelas condições mentais desagradáveis que tornam a vida difícil tanto para quem as sente quanto para todas as pessoas que as suportam. Reconhecer esse fato embaraçoso deve aumentar sua determinação de se manter livre da raiva. Ela tem inúmeras causas. Por exemplo, você pode ficar com raiva porque:

- Foi impedido de fazer o que queria
- Sente-se magoado e não consegue tolerar esse sentimento, por isso censura ou agride os outros
- Não suporta o desfecho de determinado acontecimento

Do ponto de vista espiritual, é óbvio que ainda existe muita raiva, ressentimento e ódio no mundo, de modo que o objetivo deve ser usar a meditação para transformar atitudes e pensamentos agressivos em amor, ação e crítica inteligente.

Você talvez precise praticar o desapego de uma situação para que a raiva não o queime por dentro. A comunicação aberta dos seus sentimentos e pensamentos, paralelamente à manutenção de uma consciência clara e responsável, ajudará a dissolver a dor da raiva.

tendência para adiar

A preocupação com acontecimentos futuros é muitas vezes usada como uma via de escape para a necessidade de ação no presente.

Você vê o futuro como um grande buraco negro onde coloca seus medos, esperanças, fantasias e devaneios? A meditação da respiração consciente (pp. 20-3) e a meditação no aqui e agora (p. 72) lhe permitirão gozar a calma, a concentração e a presença. Se concentrar a atenção ao que está acontecendo hoje, evitará a tendência para adiar, responsável por sentimentos de fracasso e decepção. Se você só se preocupar com o hoje, o amanhã tomará conta de si mesmo. Lembre-se: se der dois passos à frente e um passo atrás, ainda assim estará avançando.

exercício simples

Esta prática o ajudará a se concentrar em qualquer coisa do aqui e agora. Antes de começar, determine a tarefa a cumprir e examine tudo aquilo a que terá de renunciar para cumpri-la.

1. Assuma hoje uma tarefa que vem negligenciando
2. Dedique-se a ela
3. Complete-a
4. Pare e avalie o resultado

mantra de cura
* reflexão *

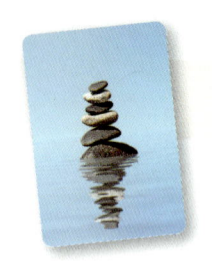

a força do desejo

A meditação regular pode nos dar o poder de aceitar o que precisa ser aceito e a energia para mudar o que precisa ser mudado.

Às vezes, você tem um desejo intenso por alguma coisa. Essa "força do desejo" pode se tornar uma pressão real. Você supõe que não terá paz de espírito enquanto não alcançar o que deseja — mas essa pode ser uma meta inatingível. Pode levar à decepção e à infelicidade. Entretanto, combinando reflexão com meditação, você conseguirá entender a causa primária do problema e encontrará meios de resolvê-lo.

Suponhamos, por exemplo, um homem com dor crônica e progressiva nas costas, resultado de anos de trabalho duro, que o torna irritadiço e exigente. Além do tratamento com um fisioterapeuta, ele decide praticar meditação para explorar, sob orientação, a área dolorida nas costas.

Poucas semanas depois de ter iniciado a prática da meditação, a dor que o atormentava havia mais de dois anos começa a desaparecer — e, para grande alívio da família, a força do desejo que levara às suas exigências cada vez menos razoáveis vai desaparecendo com a dor.

a força do hábito

Muitas pessoas adquirem maus hábitos, como o tabagismo, extremamente difíceis de abandonar. O primeiro passo para alcançar esse objetivo é desenvolver a autopercepção.

Se você quiser se livrar de um mau hábito, precisará se esforçar muito, diariamente, para alcançar esse objetivo. Mas não desista até alcançá-lo.

O tabagismo é um vício que desperta inúmeras preocupações, além dos problemas de saúde. Exerce efeito supressivo sobre as emoções, entre outras coisas. Quando o fumante se sente aborrecido ou agitado, acende imediatamente um cigarro. Com o tempo, o fumo tem um efeito destruidor sobre outros mecanismos psicológicos, além de provocar danos ao corpo.

Se você pretende abandonar o vício do fumo ou outro qualquer, pratique a respiração consciente por tantos minutos diários quanto lhe for possível (ver pp. 20-3). Comprometa-se a não fumar nenhum cigarro por uma hora depois da meditação e, com o tempo, substituir um cigarro por um copo de água toda vez que sentir vontade de fumar. Mas antes de iniciar a tentativa de abandonar um vício, convém fazer a si mesmo as seguintes perguntas:

- ❖ O que fortalecerá minha resolução de abandonar este hábito?
- ❖ O que a enfraquecerá?
- ❖ O que posso fazer hoje para mostrar que estou realmente decidido a abandonar este vício?

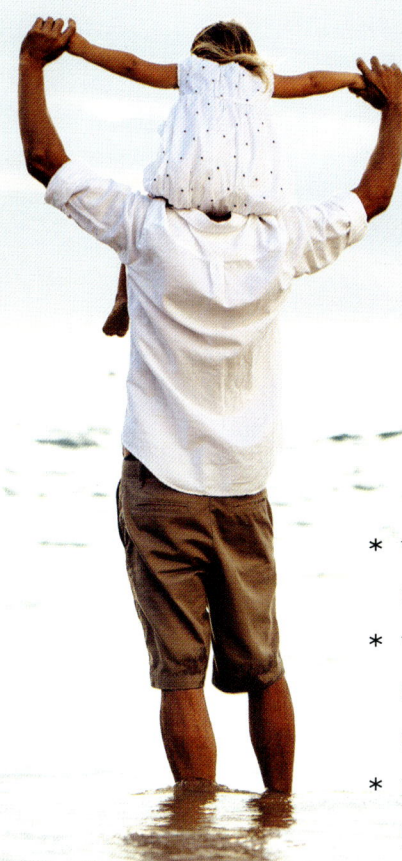

* vou refletir sobre todos os dons que a vida me concedeu
* vou refletir também, serenamente, sobre qualquer dor ou infelicidade
* meu sofrimento ficou no passado – e devo aprender com ele
* inspiro; e, quando expiro, os maus pensamentos me abandonam
* eu me aceito tal como sou – aqui e agora

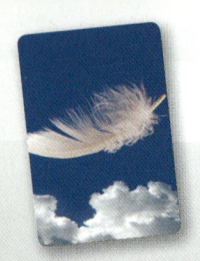

mantra de cura
* falta de autoconsciência *

tédio e solidão

O tédio e a solidão assumem diversas formas. O primeiro passo para enfrentar esses problemas é identificá-los e descobrir suas causas.

O tédio – total indiferença pelo que acontece à nossa volta, indiferença que às vezes beira o desespero – se deve a inúmeras fontes. Decepção, negatividade constante, rotinas fixas e atitude inflexível diante da vida estão entre elas. Álcool, drogas, tabaco ou cafeína podem proporcionar estímulo temporário, mas a excitação que resulta do uso dessas substâncias nocivas será seguida pela depressão correspondente, junto com a sensação de tédio. Se você valoriza sua saúde interior, esteja ciente de que a meditação regular, as observâncias espirituais, o sexo, o esporte e o entretenimento incrementam o fluxo natural de energia. Então, o sono se torna um veículo para a renovação dessa energia.

Você pode também ser afligido pela sensação de solidão, sobretudo se vive sozinho. Caso reconheça a natureza exata dessa emoção – uma mescla de pensamentos assustadores e sentimentos desagradáveis –, ela logo perderá o domínio sobre você.

Atentar para os pensamentos enquanto surgem e desaparecem constitui uma meditação valiosa, que nos impede de deslizar para o abismo do desespero. Essa atitude pode ser reforçada pela prática abaixo:

A meditação constitui uma grande ajuda e apoio para aqueles cuja vida é dominada pela necessidade constante de fazer coisas ou ir de um lugar para outro.

prática

❖ Comece cada dia como se ele fosse um novo início em sua vida
❖ Viva cada dia como se ele fosse o último de sua vida
❖ Assuma um risco por dia

Inquietude

Não podemos escapar ao processo natural de envelhecimento e é importante aceitá-lo incondicionalmente – de outro modo, nos sentiríamos o tempo todo inquietos e insatisfeitos com a vida.

A meditação da mudança, que deve ser constante, pode ajudá-lo a solucionar o problema da impaciência. Você tem de reconhecer os perigos de resistir ao envelhecimento ou negá-lo e usar a inteligência para manter seu equilíbrio mental.

A relação calma e satisfeita com o próprio corpo se revela na capacidade de relaxar diante do processo da vida, independentemente da idade. Examine sua atitude perante seu sexo, cor, altura, tamanho e peso. Ela é justa e racional? Você pode alimentar percepções negativas e distorcidas de si mesmo. Tente encontrar meios de se livrar dessas interpretações errôneas.

Não é tarefa fácil para a pessoa usar o espelho com discernimento sem ser iludida por diferentes autoimagens. O esforço para parecer bonita, jovem e forte pode, mais tarde, gerar nela resistência e reação colérica às rugas, ao envelhecimento e à perda de energia. A capacidade de meditar sobre o corpo ajudará você a combater muitas das concepções absurdas que nutre quanto à sua aparência.

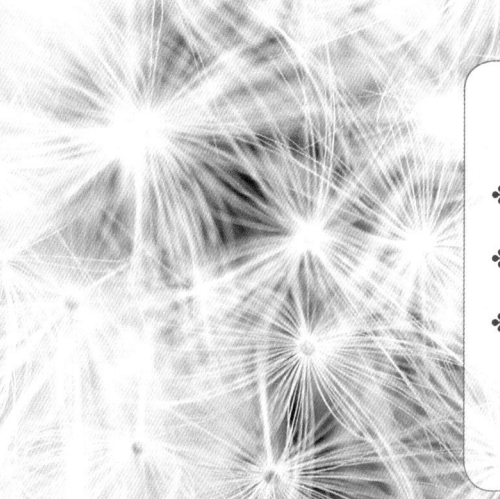

prática

❖ Considere o corpo uma manifestação orgânica na teia da vida
❖ Reconheça a interdependência entre mente e corpo
❖ Repita como mantra as palavras "nascimento, envelhecimento, dor e morte" para chegar a uma aceitação honesta do ciclo da vida

mantra de cura
* aceitação *

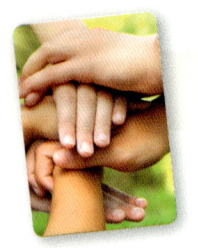

frustração e impaciência

A frustração e a impaciência podem facilmente se transformar em raiva. Concentrando-se nas causas e não nas consequências dessas emoções, você conseguirá desenvolver a paciência e a compreensão necessárias para uma vida positiva e feliz.

Se você se sentir frustrado ou impaciente com alguém, aparentemente por causa do comportamento ou ações dessa pessoa, examine quais influências podem estar por trás disso. Talvez, na raiz de sua frustração, esteja a preocupação com a falta de dinheiro ou o aborrecimento por não ter tempo de fazer determinada coisa. Talvez você seja obcecado por ordem e não tolere a bagunça dos outros.

Depois de identificar a causa, procure exercitar a paciência. Em vez de levantar a voz, respire fundo e diga palavras gentis aos que o cercam. Logo você começará a se sentir melhor.

dúvida

A dúvida é vista frequentemente como uma experiência negativa que barra o caminho da realização e do sucesso pessoal. Entretanto, ela pode ser positiva quando nos ajuda a compreender que nossos atos talvez resultem em sofrimento, conflito ou angústia.

Você tem uma ideia brilhante sobre como enfrentar determinado desafio. Sabe que pode lograr êxito caso vá até o fim. Mas, de repente, a dúvida o assalta – e se torna mais forte que a ideia original.

Se essa experiência de dúvida lhe parece familiar, você precisa desenvolver concentração suficiente para voltar à ideia original e continuar acreditando nela, sobretudo se tiver certeza de que sua realização fará bem a você e aos seus semelhantes. No entanto, se chegar à conclusão de que a ideia prejudicará outras pessoas, o melhor é esquecê-la.

A meditação o ajudará a combater a insegurança e a baixa autoestima que pode nascer dela, fortalecendo sua confiança e resolução.

a falta de autoaceitação

A falta de autoaceitação é um dos problemas pessoais mais comuns hoje em dia. Afeta um número incontável de pessoas em diversos graus, em todas as idades e em todas as classes sociais.

A incapacidade de nos aceitarmos tais como somos leva a uma profunda insatisfação que pode assombrar nossa vida diária e até conduzir à depressão.

Se você não se valorizar, jamais se sentirá suficientemente feliz. Começará a fazer comparações desfavoráveis com os outros. E será ludibriado pela crença de que só conseguirá se valorizar caso trabalhe ainda mais ou conquiste a aprovação das pessoas que admira. A autoestima surge por meio da valorização e do reconhecimento de sua própria existência, não da opinião dos outros. Você se dá o devido valor como pessoa quando se conhece, quando é seguro, criativo e ligado à vida diária. Deve aprender a não dar ouvidos à voz depreciativa que vem de dentro e abala a confiança, fazendo-o sentir-se inepto.

O juiz implacável que existe dentro de nós nasce da pressão para agirmos de modo errado. Essa voz é apenas um eco do passado. O desafio consiste em ignorá-la e cultivar a percepção, a comunicação e a ação no aqui e agora.

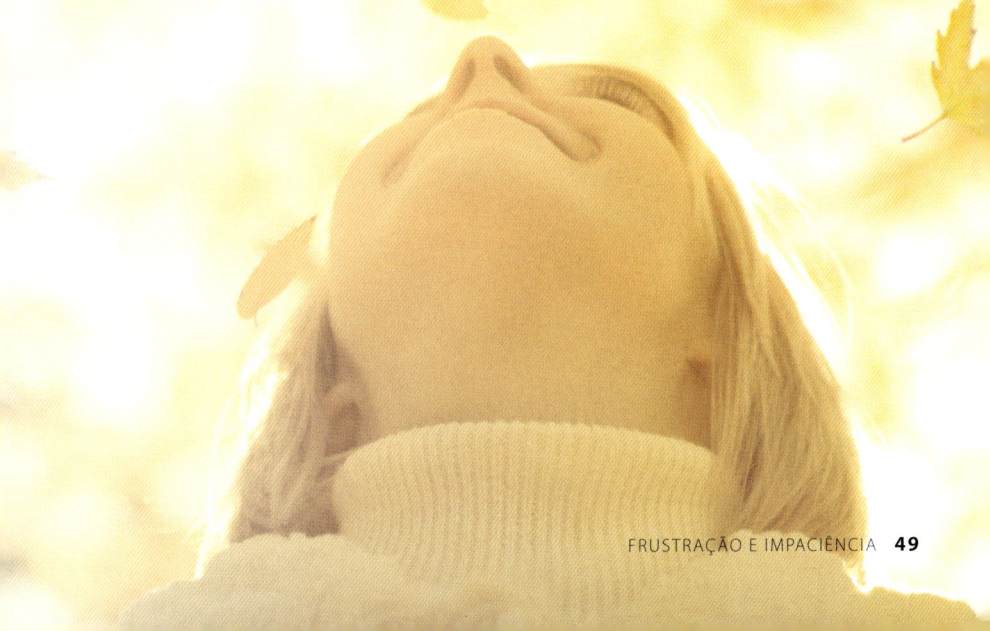

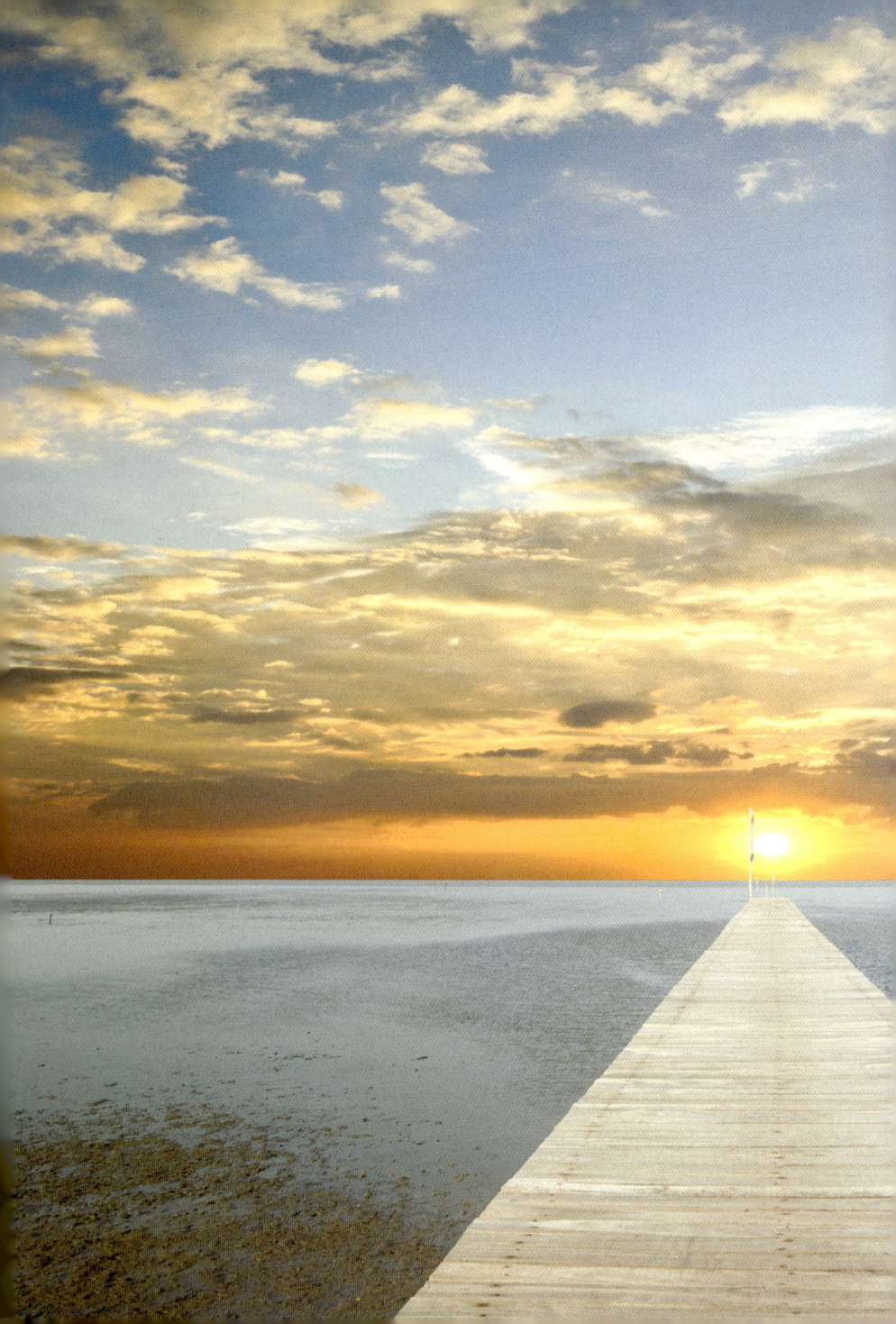

meditações para a mente, o corpo e o espírito

Os cientistas demonstraram, experimentalmente, os vínculos indiscutíveis entre o cérebro, o corpo e o sistema imunológico. A meditação é um modo prático de explorar diretamente a relação entre seu corpo e seus sentimentos, pensamentos e estados mentais.

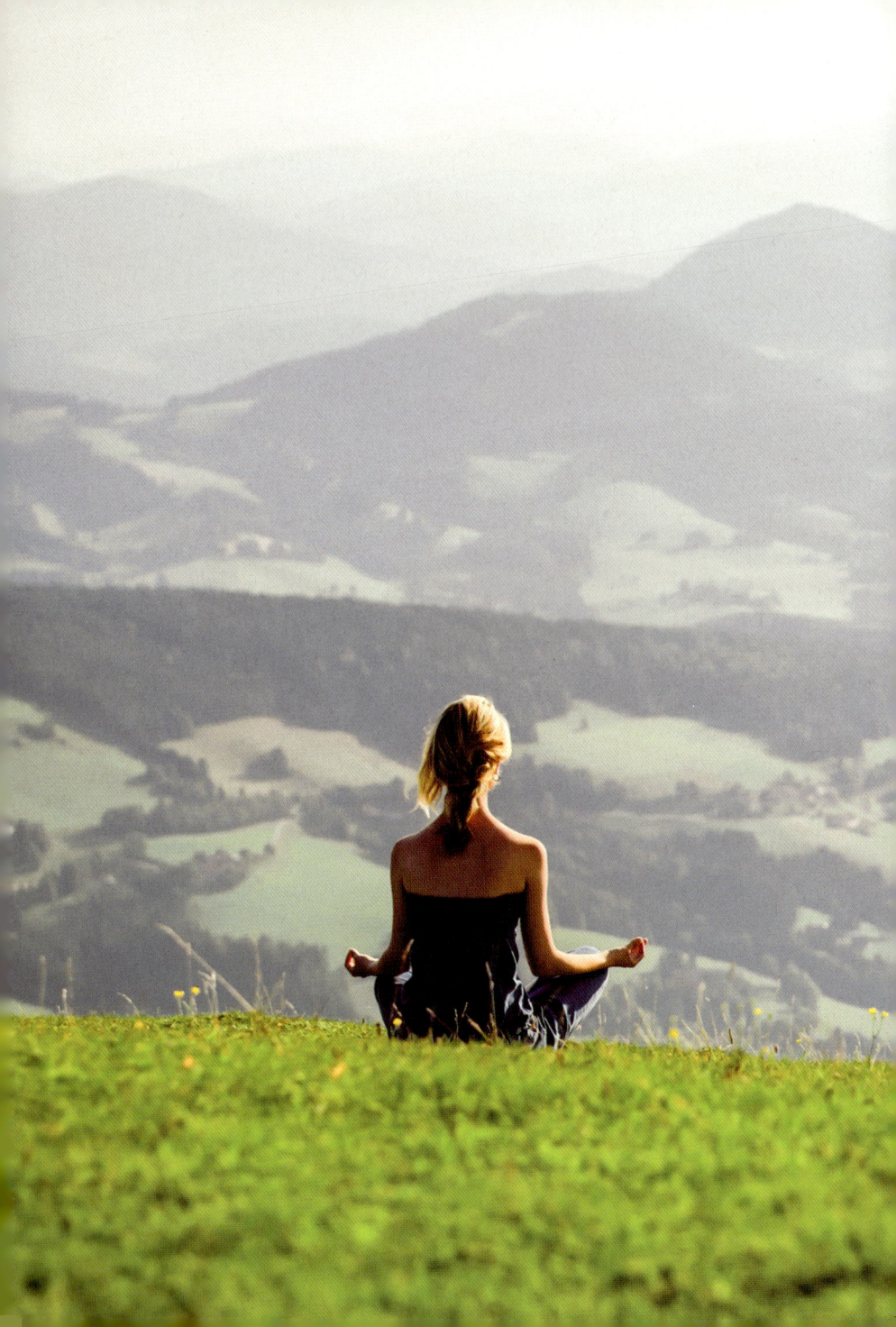

a influência dos pensamentos

Você já deve ter passado pela experiência de imaginar que algumas de suas ideias eram as melhores do mundo – para depois descobrir que elas não faziam nenhuma diferença em sua qualidade de vida.

Uma função importante da meditação é preencher a lacuna entre ter boas ideias e utilizá-las para fazer realmente a diferença.

Você talvez esteja entusiasmado com pensamentos motivacionais introduzidos por frases do tipo "Devo começar", "Devo parar", "Devo mudar". Todos esses pensamentos podem abrigar ótimas intenções, surgidas do reconhecimento da necessidade de agir. Infelizmente, por si mesmos, eles não provocam mudanças concretas. Ora, um dos pontos fortes da meditação é o fato de ela catalisar a mudança interior, dando resultados às vezes com inacreditável rapidez.

A meditação faz com que os bons pensamentos aflorem e os fúteis desapareçam. A concentração total substitui as intenções vagas e as ideias obsessivas. Remoer sem parar coisas do passado, do presente e do futuro impede-o de alcançar qualquer grau de paz interior.

Medos e fantasias podem dominar seus pensamentos. A preocupação com a autoimagem e com a passagem do tempo impede o acesso a uma relação sensata com a vida diária.

meditação da vigilância dos pensamentos

Após uma discussão com alguém, você às vezes continua guardando na mente o ressentimento – o resíduo daquele conflito – com a pessoa envolvida, o que é prejudicial.

Apegar-se ao resíduo de um desentendimento ou conflito é certeza de más consequências. Você poderá ser afligido por um fluxo de pensamentos e sentimentos doentios que, entretanto, deverá esforçar-se para eliminar. Livrar-se desse ressaibo amargo contribuirá em muito para sua paz de espírito.

A meditação de cura lhe permite lidar inteligentemente com os fluxos de pensamento, pondo fim aos devaneios e voos de fantasia que possa estar alimentando.

Observe sem pressa os pensamentos que acompanham suas palavras e atos, e recorra à prática seguinte.

fluxos de pensamento

Todos os fluxos de pensamento têm uma determinada sequência e a prática da meditação se destina, em parte, a reconhecer e observar essa sequência, da seguinte maneira:

- ❖ Fazer o contato inicial com uma impressão ou **pensamento**
- ❖ Conscientizar-se dos sentimentos que brotam desse contato
- ❖ Formular raciocínios **coerentes** com base nesses sentimentos
- ❖ Identificar intenções e desejos nascidos desses sentimentos

MANTRA DE CURA
* CORDIALIDADE *

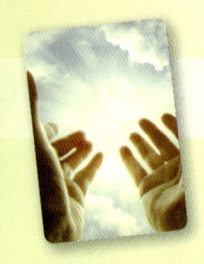

meditação dos sentimentos

Algumas pessoas são governadas por seus sentimentos e emoções. Outras se distanciam deliberadamente de seu mundo interior. E a maioria fica entre os dois extremos.

As pessoas controladas pelas emoções ofendem-se facilmente, sentem-se frustradas e coléricas, tornando a vida difícil para si mesmas e para aqueles com quem convivem. As do outro lado do espectro parecem não ter cordialidade nem compaixão, ou estar mentalmente desapegadas da vida diária.

A meditação aqui descrita é apropriada para esses dois tipos de personalidade. A prática ajudará você a ficar em contato com seus sentimentos, sem se distanciar deles nem ser por eles dominado.

Uma conexão sensata com os sentimentos

O apego excessivo aos sentimentos agradáveis leva à busca exclusiva dos próprios interesses. E o apego excessivo aos sentimentos desagradáveis provoca o distanciamento, a violência e outras formas de comportamento agressivo. Por fim, o apego excessivo a sentimentos de indiferença conduz à ignorância e à cegueira. O antídoto para tudo isso consiste em encontrar uma conexão sensata com os sentimentos.

prática

- ❖ Tome consciência do sentimento que você está experimentando aqui e agora. Ele é agradável, desagradável ou um pouco das duas coisas?
- ❖ Decida se esse sentimento é o que você quer ou se está à procura de algo diferente.
- ❖ Você deseja aceitar e intensificar esse sentimento ou fugir dele?
- ❖ Examine sentimentos de felicidade, contentamento e amizade. Avalie a qualidade dessas experiências.
- ❖ Evite cultivar a visão e as opiniões rígidas que brotam dos sentimentos muito intensos.
- ❖ Determine com precisão se os sentimentos são superficiais ou profundos.

Quanto mais forte e complexo for um relacionamento, mais difícil será libertar-se de sua teia. Comece por ouvir as esperanças e medos de seu parceiro.

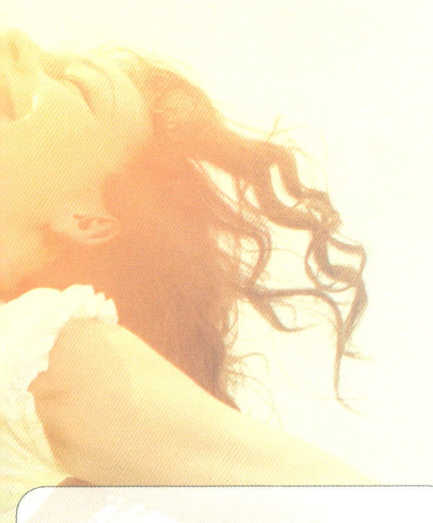

meditação dos estados mentais transitórios

Se você estiver afetado por um estado mental perturbador, convém reconhecer que essa condição é transitória. Não conseguir fazer isso é como deduzir, quando se usam óculos escuros, que o mundo também é permanentemente escuro.

Reconhecer a natureza transitória de um problema é o primeiro passo para isolá-lo. Cercá-lo com uma percepção espacial afrouxa suas garras sobre nós de modo a podermos observar como ele surge e desaparece.

Você precisará, para eliminar um estado mental penoso e obsessivo, do apoio e das habilidades de outra pessoa capaz de avaliar corretamente a aflição e ajudá-lo a se livrar dela.

Estados mentais bem diferentes emanam da alegria proporcionada pela meditação profunda, pelas experiências de êxtase e pelas torrentes de energia nos momentos de contato ou ideias criativas. Tais experiências devem ser apreciadas e plenamente reconhecidas; entretanto, como os estados mentais penosos, elas também passam. Toda tentativa de apego a essas experiências está destinada ao fracasso.

prática

- Tome consciência de seu estado mental. Ele pode ser concentrado ou disperso, calmo ou agitado, claro ou nebuloso.
- Lembre-se de que esse é o seu estado mental no momento; não se apegue a ele nem o rejeite.
- Aprecie a natureza da mente clara.
- Veja seu estado mental como a expressão de um processo contínuo e não como um problema pessoal.
- Cultive a expressão criativa e a liberdade de pensamento.

a relação entre corpo e mente

Mensagens transitam constantemente pelas redes neurais que se estendem entre o cérebro e o resto do corpo, influenciando nossa saúde e bem-estar.

Há cada vez mais evidências de que a mente e o corpo se influenciam mutuamente de muitas maneiras. A meditação oferece uma abordagem prática para explorar a relação entre ambos.

Pesquisas científicas revelaram que os circuitos de comunicação entre o cérebro e o corpo podem ser interrompidos pelo tabagismo, drogas e outras formas de abuso de substâncias nocivas. Emoções doentias como a raiva, a preocupação e a solidão exercem impacto negativo nos órgãos e nas células. Ao contrário, uma dieta bem balanceada, juntamente com sono e exercícios suficientes, tem efeito salutar na saúde psicológica.

A meditação da mente e do corpo pressupõe observar a influência mútua entre os dois e o papel desempenhado pelas emoções. As emoções, penosas ou agradáveis, podem ter uma manifestação física. O embaraço, por exemplo, nos faz enrubescer. E quando rimos, sentimos uma onda de calor percorrendo nosso corpo.

Os cientistas já conseguem identificar tendências genéticas em alguns tipos de doenças, o que é um grande avanço no conhecimento humano. Entretanto, saber que poderemos desenvolver determinada doença aumenta nosso nível de ansiedade quanto ao futuro em vez de clarear nossas ideias e aprimorar nossa capacidade de tomar decisões sensatas. A meditação funciona como uma importante influência estabilizadora nessas circunstâncias.

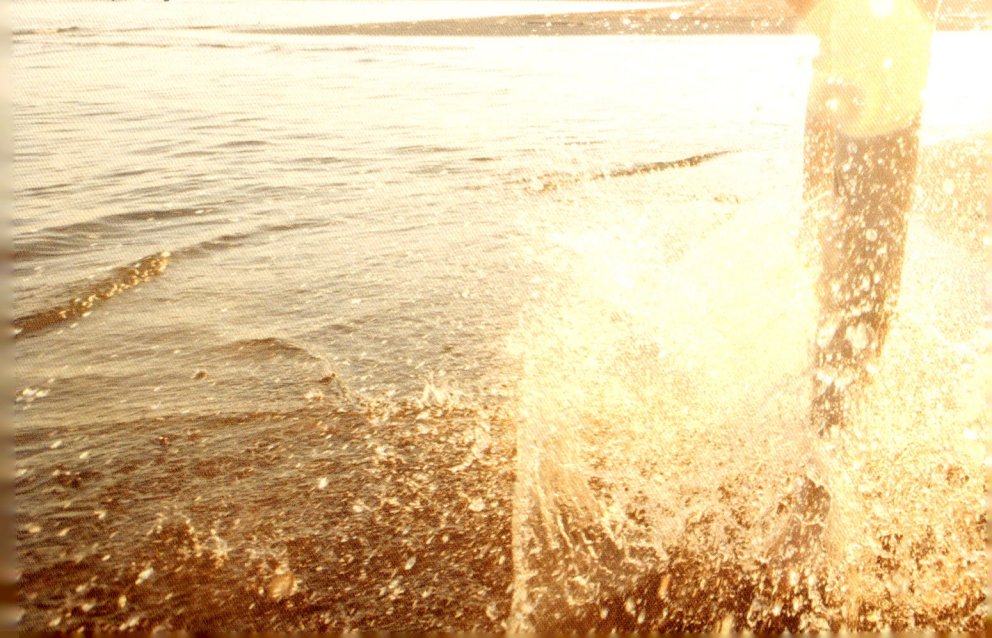

mantra de cura
* comunicação *

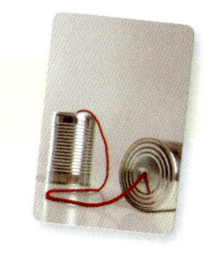

Relações pessoais

Em se tratando de relações pessoais, é fácil esquecer que a qualidade do tempo despendido com quem você realmente se preocupa importa mais que a quantidade.

É possível duas pessoas viverem na mesma casa e só raramente se encontrarem na verdadeira acepção do termo. Nunca se esqueça de que um relacionamento envolve amor, consciência e comunicação – não apenas a proximidade física habitual.

Se a deslealdade ou uma atitude perniciosa infligiu danos sérios a um de seus relacionamentos, a meditação deve se ater ao aqui e agora, desligando-se do que já aconteceu. Se você permitir que seus pensamentos se concentrem no passado, os ressentimentos surgirão e não haverá muita esperança de renovação.

Você pode às vezes supor que não é capaz de enfrentar os problemas pessoais que nascem de um relacionamento. Sua mente está inquieta demais para que possa se entregar a uma meditação produtiva. Não se preocupe – essa incerteza mental não persistirá para sempre. Em tais ocasiões, você comumente decide voltar o mais rápido possível à meditação regular, mas não se pressione.

Se sentir que um determinado acontecimento continua exercendo forte influência em sua vida, sem que você consiga esquecê-lo, é hora de procurar aconselhamento ou psicoterapia – ou ouvir o que um amigo honesto e confiável tem a lhe dizer. Encarar o passado exige abertura e comunhão de experiências.

Consciência, meditação, serenidade e aceitação em geral reduz o lapso de tempo entre a decepção e o exame de novos desafios.

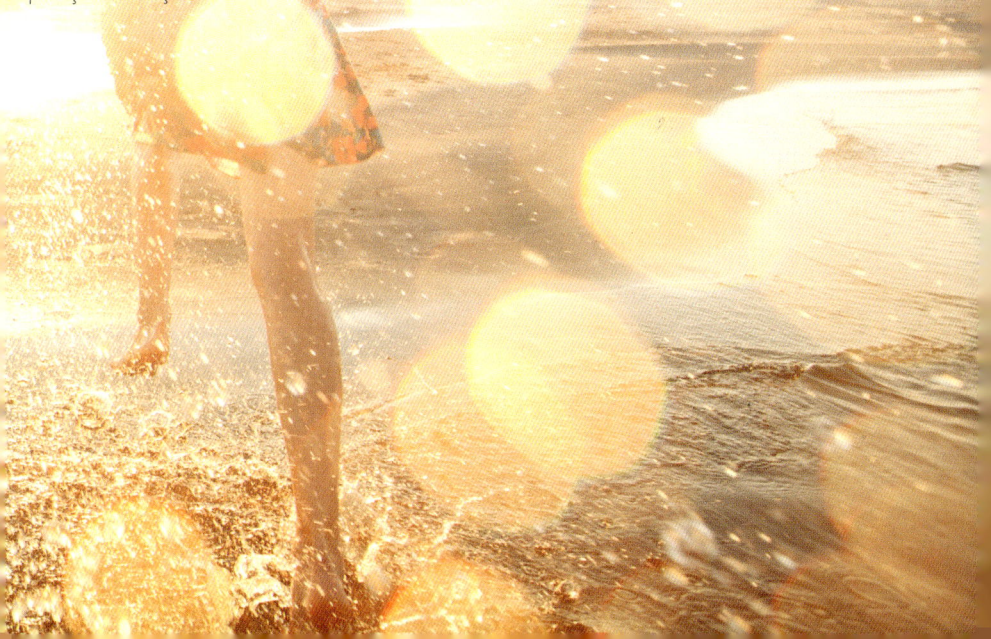

meditação do corpo

Depois que você dominar a técnica da meditação da respiração consciente, a próxima etapa será tentar uma meditação que exija a participação do corpo inteiro.

A meditação do corpo pode ser praticada em qualquer das quatro posturas principais – sentada, caminhando, de pé ou reclinada (ver pp. 24-8) –, desde que sua mente se mantenha tranquila e você esteja num lugar onde não vá ser perturbado.

Meditando, você adquirirá consciência total da presença do seu corpo sem na verdade pensar sobre ele ou analisar o que lhe está acontecendo.

O tempo gasto nessa meditação varia. Para algumas pessoas, de 10 a 20 minutos são suficientes. Mas você pode fazer o exercício mais lentamente e completá-lo em meia hora.

Se praticar essa meditação regularmente, você detectará as áreas do seu corpo onde houver incômodo, dores, tensão e pressão. Bem relaxado, dirigirá então a consciência para essas áreas, o que resultará em mudanças nas vibrações e sensações.

Essa meditação o ajudará a enfrentar com calma as provações e os desafios sofridos por seu corpo, inclusive dor, doença e envelhecimento.

prática

1. Parte por parte, muito lentamente, mova sua atenção do alto da cabeça até a ponta dos pés. Depois, inverta o processo, indo da ponta dos pés ao alto da cabeça.

2. Concentre a atenção no alto da cabeça. Experimente todas as sensações que se manifestam na cabeça e no rosto; em seguida, passe para o pescoço, especialmente a garganta.

3. Desloque a atenção pela frente do corpo, do alto até os genitais. Depois, concentre-se nas costas, descendo do alto até as nádegas.

4. Transfira a atenção para a parte superior dos ombros, descendo por cada braço até a ponta dos dedos. Daí, desça do alto de cada perna até a ponta dos dedos dos pés.

5. Durante a jornada para baixo e para cima ao longo do corpo, experimente as sensações de dureza, vibração e calor. Às vezes, você não sentirá absolutamente nada, mas continue transferindo sua atenção de um momento a outro. O poder da atenção contribui para dissolver dores e tensões. O efeito será a redução da inquietude.

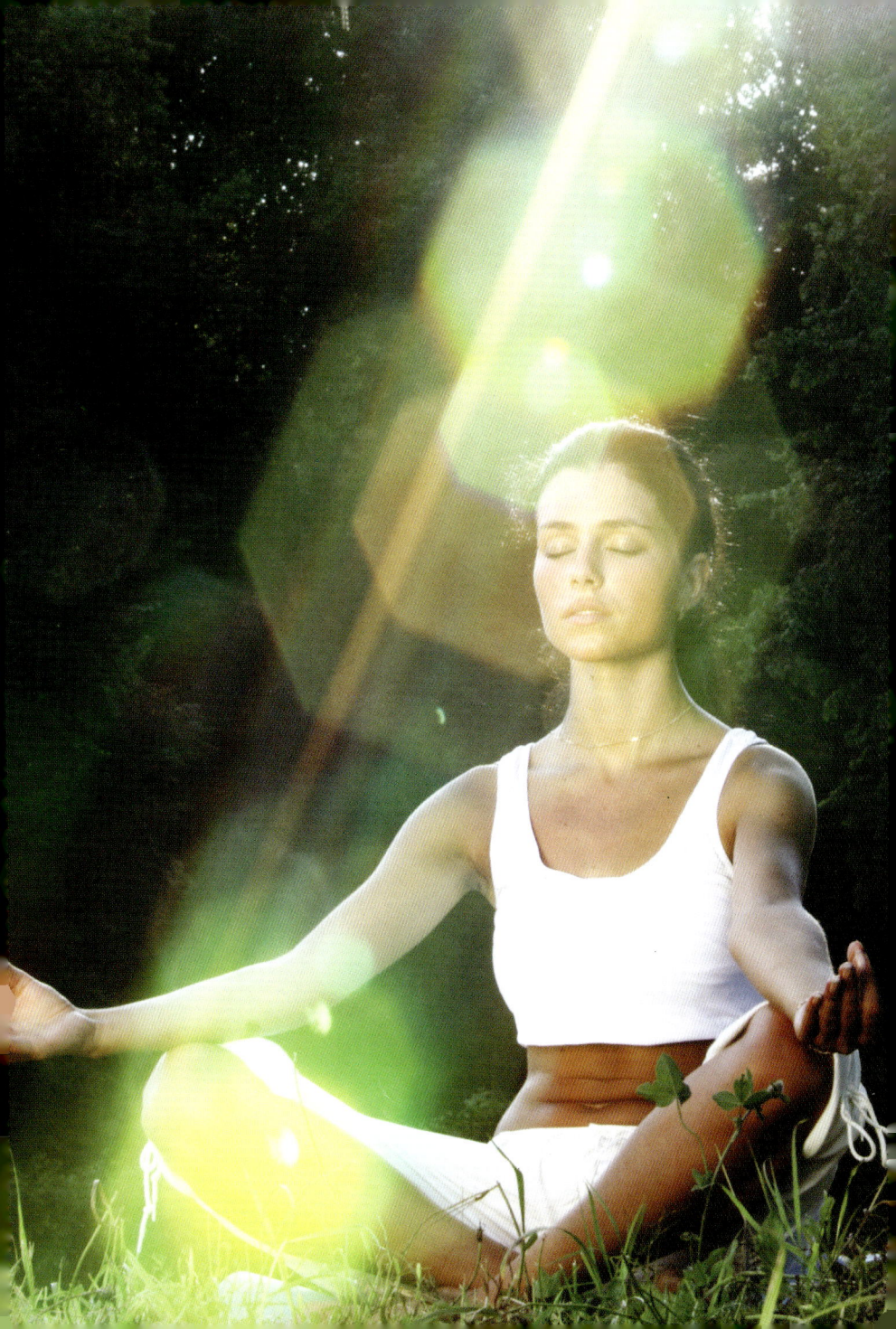

mantra de cura
* amor *

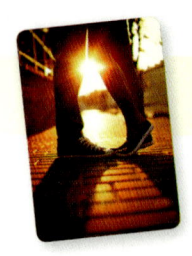

meditação e intimidade sexual

As autoridades hinduístas e budistas da Índia perceberam há muito a importância da relação entre experiência religiosa e sexualidade.

O *Kama Sutra*, um texto sagrado dos hindus escrito dois ou três séculos antes da era cristã, contém várias descrições de posturas que contribuem para a energia, sutileza e intensidade da experiência sexual. Representa uma abordagem ao sexo bem diferente das adotadas pelas religiões ortodoxas do Oriente e do Ocidente, que fazem muitas vezes uma distinção clara entre os chamados pecados da carne e a elevação da alma.

Introduzir a compreensão da meditação no sexo significa cultivar qualidades interiores profundas, inclusive o respeito e a sensibilidade. Num relacionamento sexual verdadeiramente satisfatório, isso implica dar ao parceiro, tanto quanto a si próprio, apoio, alegria e prazer.

As relações sexuais em que a meditação não entra tendem a privilegiar o desejo de alcançar o clímax o mais rápido possível para depois dormir. Isso tende a satisfazer um parceiro e desapontar (se não magoar) o outro.

Nas relações sexuais meditativas, os parceiros aprendem a se ouvir, desenvolvendo a consciência e a sensibilidade dos vários movimentos. A linguagem também exprime amor e comunicação. As pessoas que tem a intenção de fazer sexo compreendem que, primeiro, precisam conhecer-se e confiar uma na outra. É importante saber o que o parceiro aprecia numa relação sexual, onde estão suas áreas sensíveis e como ser criativo durante o ato.

* devo apreciar e valorizar as sutilezas do verdadeiro ato amoroso
* mais sensibilidade e consciência levam a mais satisfação

meditação dos amantes

Antes de fazer amor, os parceiros devem reservar um tempo para se conhecerem, experimentando o afeto mútuo e a interconexão.

Para muitas pessoas, o que mantém a energia sexual viva é uma combinação de amor, paixão e sensibilidade. Alguns yogues sustentam que a meditação e as práticas espirituais exigem abstinência para que a pessoa conserve a energia, mas essa é uma tese discutível nascida em uma tradição de celibato. Ao contrário do que muitos yogues alegam, não é incomum que o comportamento sexual libere energia para que seu fluxo eleve a consciência.

Antes do ato, os parceiros devem experimentar o afeto mútuo e a interconexão em seus corações e olhos, como na prática descrita nesta página.

prática

- Sente-se de pernas cruzadas ou numa cadeira bem na frente do seu parceiro
- Vocês podem se dar as mãos ou deixá-las, cada um, pousadas nos joelhos ou no colo
- Deixe que o afeto de seu coração flua por seus olhos em direção aos olhos do parceiro
- Se achar apropriado, mova seu corpo de um lado para outro num balanço suave
- De vez em quando, sussurre algumas palavras de amor no ouvido do seu parceiro
- Tentem sentir o afeto e a presença um do outro da cabeça aos pés

* que eu sempre trate a pessoa amada com o máximo respeito
* a maior alegria no ato sexual é dar alegria ao parceiro

mantra de cura
* pensamento positivo *

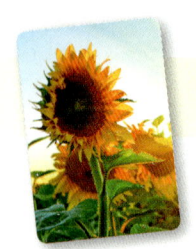

prática com dor

As dores em seu corpo podem originar-se da doença, da fraqueza ou de uma ferida do passado ou do presente. Atos impensados também provocam dor, quer seja os seus próprios atos – exigir demais do corpo, por exemplo – ou os dos outros.

Qualquer que seja a fonte da dor, a meditação de cura pode ajudá-lo a se sentir mais à vontade com ela. Ao meditar, comece por definir a orla, bem como o epicentro, da área dolorida. Observe como as sensações de dor vão mudando, como elas são passageiras. Explore toda a região da dor. Talvez note uma reação inesperada, como outra parte do corpo se contraindo. Conscientize-se da resistência de sua mente à dor ou de seu desejo de fugir dela.

Não faça desta prática uma prova de resistência. Se a dor for muito forte, mude de postura por alguns minutos, escolhendo outra mais confortável. Com a prática, você expandirá seus horizontes de dor e conseguirá saber se é apropriado mover-se ou continuar trabalhando, mesmo com dor, em determinada postura. Em caso de dúvida, aja com prudência em vez de usar a força de vontade para obter o resultado pretendido.

A meditação ajuda a aliviar a dor dos tratamentos dentários, especialmente se você decidir não tomar anestesia.

Quando a sensação de dor aparecer, respire pelas narinas e relaxe ao expirar. Examine o resto do corpo, sobretudo a área do estômago e do diafragma. Observe se há algum enrijecimento físico em alguma parte do corpo devido à dor e relaxe a cada expiração.

À medida que sua meditação se aprofundar, você se tornará menos sensível à dor, embora continue respeitando-a. Você percebe do que seu corpo é capaz e suas limitações. E nunca deixa de cuidar dele.

Adquira sabedoria

Em sentido amplo, você começa a entender as mudanças que seu corpo sofre ao passar pelas diversas etapas da vida. É prova de sabedoria mostrar-se à vontade com a vida corpórea e tomar as devidas providências para lidar com sua condição. A meditação regular do corpo aprofundará essa sabedoria.

Segundo a tradição medieval, o corpo era composto dos elementos Terra, Ar, Fogo e Água – isto é, dos elementos dureza, movimento, temperatura e coesão. Essa ideia remonta também à antiga crença oriental (ver página seguinte). Utilizá-la como base da prática da meditação oferece uma abordagem diferente, mas eficaz, para o alívio da dor.

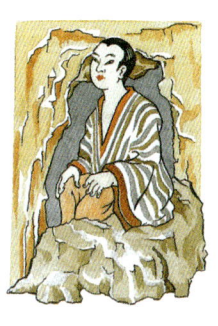

Terra: *atenção direta ao esqueleto*

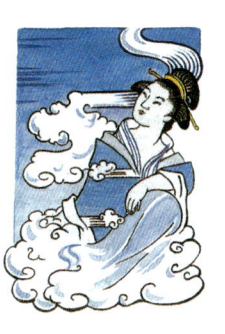

Ar: *atenção direta à respiração*

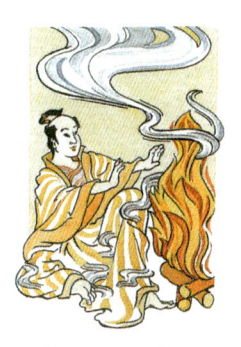

Fogo: *atenção direta ao calor do corpo*

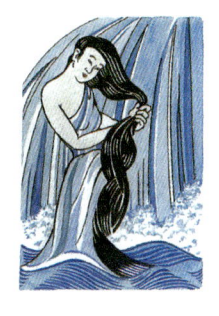

Água: *atenção direta ao sangue, suor, lágrimas, saliva*

Também na tradição oriental, o corpo era descrito e interpretado em termos de elementos físicos – Terra, Ar, Fogo e Água –, como mostram as ilustrações acima.

mantra de cura
* energia *

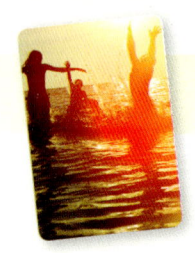

meditação da visualização

Para esta meditação, você precisará visualizar uma imagem ou um símbolo que toque camadas profundas do seu espírito, liberando energia de cura.

Você pode, por exemplo, visualizar a estrela de davi, a cruz de cristo, o yin-yang do taoismo ou a roda do *dharma* do budismo. Esses símbolos têm sido usados na meditação há séculos; eles nos lembram o valor da experiência religiosa ou espiritual.

Um monge budista meditou certa vez sobre a cruz, o mais famoso símbolo do cristianismo. Percebeu então que ela podia representar também o corte do "eu", o fim do ego. Desse modo, descobriu uma nova profundidade na mensagem de amor e libertação divulgada por Jesus Cristo.

Você pode, igualmente, visualizar um aspecto da natureza. Comece se concentrando numa planta, árvore, lago ou paisagem atraente. Feche os olhos e imagine a mesma cena em seu interior. Você será capaz de visualizar cores e formas que invoquem o brilho e a sensação de bem-estar.

As pessoas que amam Gaia, a Terra viva, sentem-na como a inter-relação de seres humanos, animais e ambiente. Visualizar a Terra inteira gera um senso profundo de unicidade, ajudando você a ver a vida de uma nova perspectiva e, ao mesmo tempo, reduzindo barreiras entre nações e culturas.

* toda a minha atenção está concentrada no símbolo que escolhi
* estou analisando, em minha mente, os aspectos espiritualmente enriquecedores do símbolo

meditação de mantra

Um mantra é uma vocalização sagrada, palavra ou frase, às vezes em tom musical, a que se atribui poder espiritual.

Há dois tipos de meditação de mantra usados na prática de cura. Ambos podem contribuir para uma sensação profunda de paz e satisfação interiores.

O primeiro contém um elemento devocional. Você repete o nome que dá ao Ser Supremo, por exemplo. O mantra pode ser "Aleluia", "Glória a Alá", "Hare Krishna" ou "Buda". Esses mantras, quando repetidos diariamente, ampliam seus horizontes e elevam-no a um estado mental exaltado, para além de suas preocupações pessoais.

O segundo tipo de meditação de mantra consiste em repetir uma frase para provocar calma e estabilidade. O mantra pode ser, por exemplo, "Mantenha-se no aqui e agora", "Um passo por vez", "Fique atento" ou "Um amigo de todos" – ou uma única palavra, como "Amor", "Paz" ou "Liberdade".

Não importa o mantra que você escolher, procure repeti-lo 108 vezes – número que representa o infinito em algumas tradições do Oriente – no curso da meditação.

* estou investigando outras interpretações do símbolo e como elas poderão me conduzir a uma compreensão mais profunda da vida e do universo

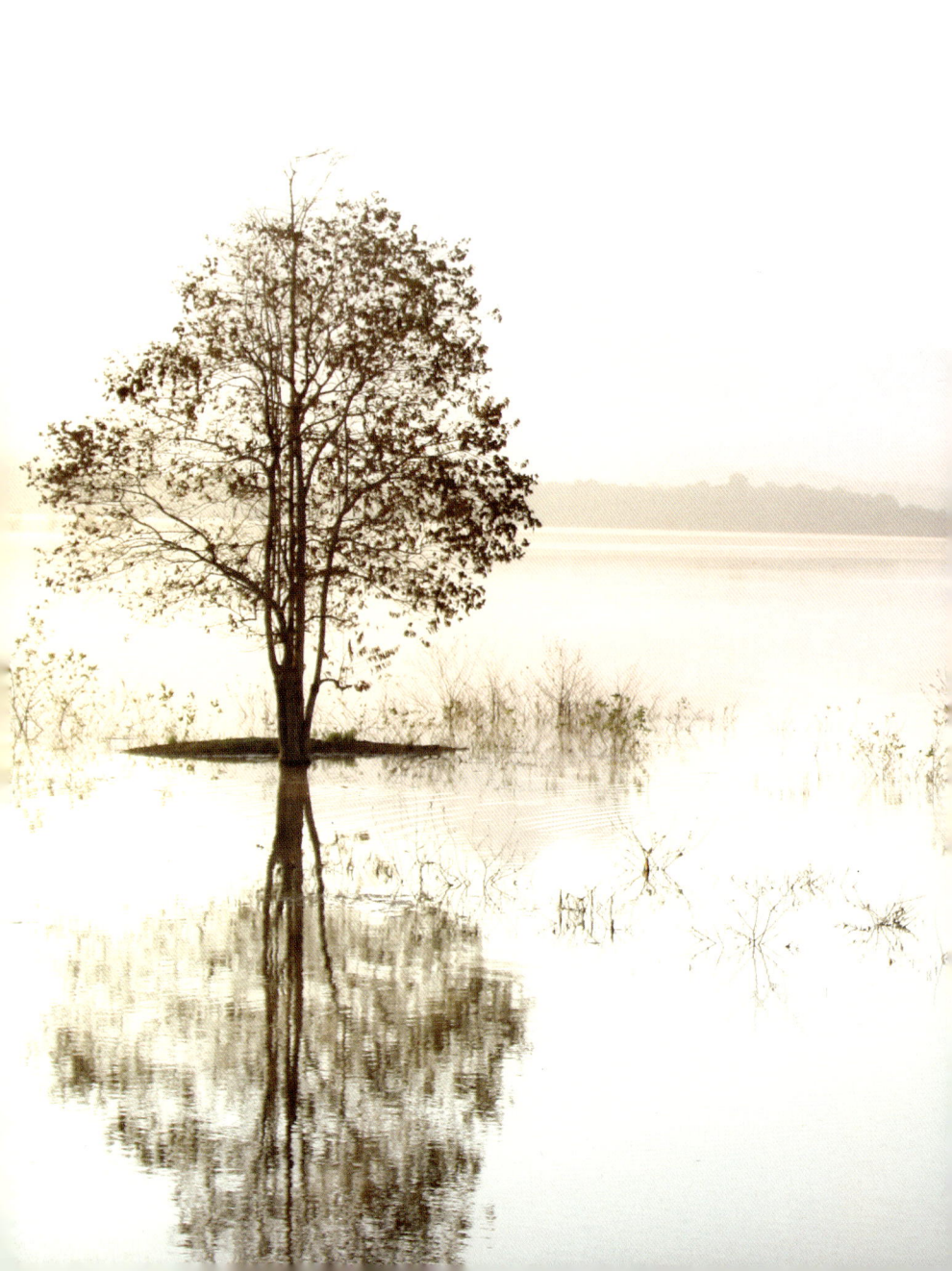

meditações para a vida diária

O mudra ou gesto ritual que simboliza a unidade consiste em juntar as pontas do polegar e do indicador. Ele ilustra a crença de que tudo se liga a tudo – crença que deve ser levada em conta quando consideramos o amplo espectro de meditações para a vida diária.

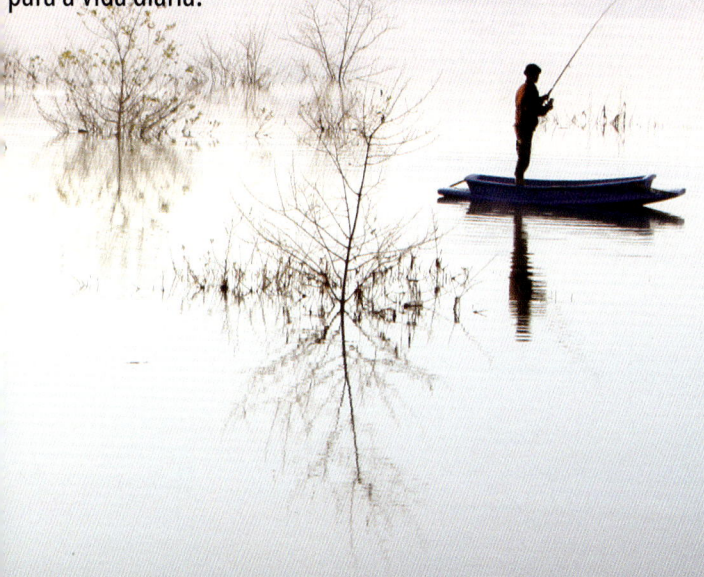

mantra de cura
* ritual *

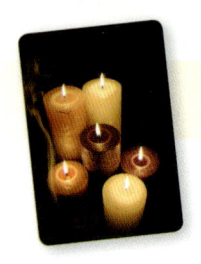

os quatro períodos da meditação diária

Se você quiser gozar a vida plenamente, terá de manter seus níveis de energia estáveis durante o dia.

A fim de comparar seus níveis de energia em momentos diferentes — para descobrir a melhor maneira de aplainar as diferenças —, divida as horas de vigília em quatro períodos e monitore como se sente durante cada um.

- Da hora do despertar à hora do café da manhã
- Da hora do café da manhã à hora do almoço
- Da hora do almoço à hora do jantar
- Da hora do jantar à hora de dormir

Cada período é igualmente importante. As pessoas costumam dizer: "Não sirvo para nada no começo do dia" ou "À tarde, já não tenho nenhuma energia". Mas, por meio da prática, você consegue incrementar ou conservar a energia, de modo a vivenciar o dia como equilibrado e completo em si mesmo.

O nível de energia afeta o estado mental. Num momento de pico, quase sempre tomamos decisões erradas, com más consequências a longo prazo. A energia baixa aumenta a vulnerabilidade: basta que alguém nos diga uma palavra ríspida para nos sentirmos magoados e coléricos. Nos períodos de energia baixa, podemos facilmente ficar menos atentos e agir de maneira descuidada, cometendo erros.

Se você praticar a conexão com cada um dos quatro períodos do dia, apreciará e acolherá bem os desafios do cotidiano e a vida não mais parecerá rotineira.

meditação do chá

Na tradição zen, há uma cerimônia do chá quintada. Um ritual diário comum – tomar c — se torna um evento extraordinário graças a poder da atenção plena dada a cada gesto.

Você pode participar da cerimônia do chá com outros ou p ticá-la sozinho. Cada detalhe do evento é um instante meditação. Durante a cerimônia, todos os sentidos são grat cados, um por um.

Coloque na chaleira água suficiente para fazer um bule chá. Sente-se em silêncio e ouça o som da água se aquecen Sinta o calor que emana da chaleira. Despeje um pouco água quente no bule, para esfriar um pouco. Em segui acrescente algumas colheres de folhas de chá e mais á quente. Espere dois ou três minutos, mexa a água no b tampe-o e despeje o chá, cuidadosamente, na xícara. Sa reie o aroma do vapor.

Levante devagar a xícara e tome o primeiro gole. O sil cio e a atenção plena respeitosa, associados ao ritual do c são os elementos que transformam a cerimônia em meditaç

Depois de tomar o chá, continue em silêncio até term de lavar a xícara. Atente bem para o princípio, o meio e do processo. A atenção ao ato de tomar o chá contribui p a iluminação.

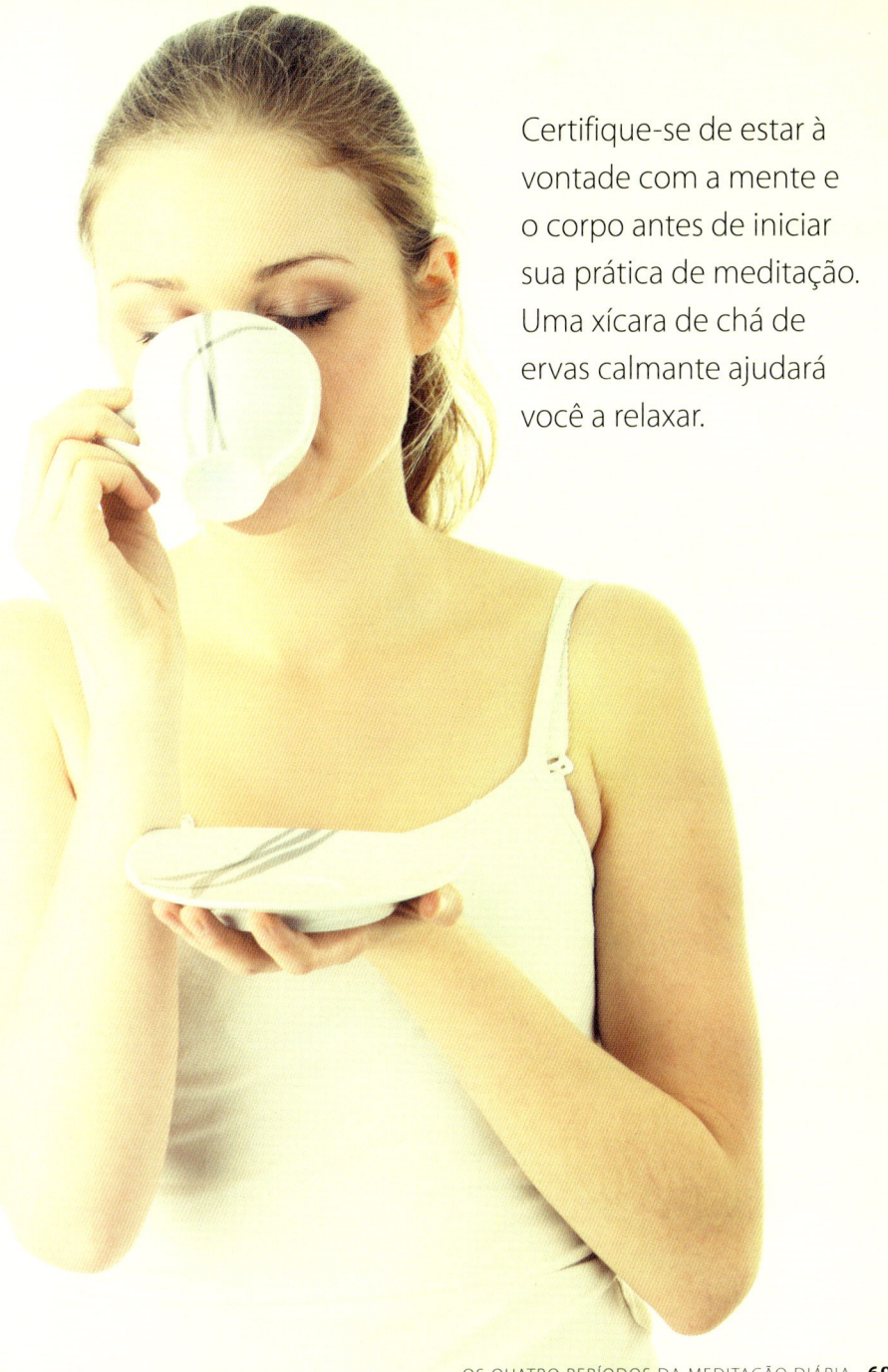

Certifique-se de estar à vontade com a mente e o corpo antes de iniciar sua prática de meditação. Uma xícara de chá de ervas calmante ajudará você a relaxar.

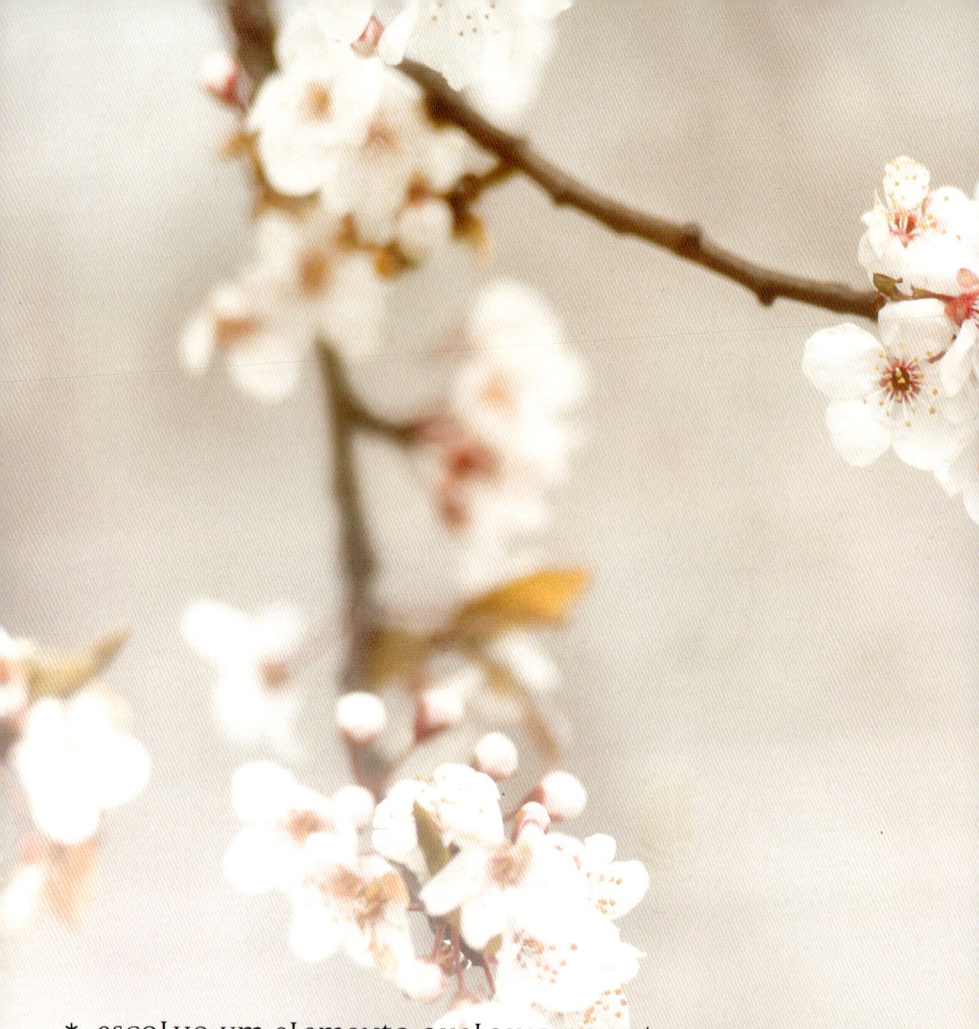

* escolho um elemento qualquer da natureza, como uma árvore ou uma flor, e concentro nele toda a minha atenção
* percebo cada parte da árvore ou da flor, como uma folha ou broto, por menor que sejam
* dou graças pela beleza e complexidade do mundo natural
* fecho os olhos e, em meu íntimo, visualizo as maravilhas da natureza

mantra de cura
* natureza *

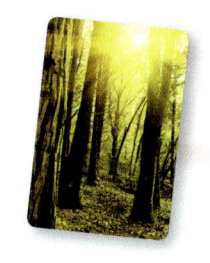

meditação do "Lugar nenhum aonde ir"

Esta meditação concentra sua atenção, fortalece seu sistema imunológico e libera um maravilhoso fluxo de energia.

No mundo moderno, é muito comum a pessoa pegar filas para o ônibus, o trem ou o avião, ou ficar sentada no carro no meio de um congestionamento. Ela pode achar estressante e cansativa sua jornada de casa para o trabalho e do trabalho para casa; na verdade, porém, essa atitude esgota mais seus níveis de energia do que o sistema ineficiente de transporte.

Se você abandonar a ideia de que vai a algum lugar e se convencer de que não vai a lugar nenhum, sem dúvida se sentirá diferente na fila. Pronuncie estas palavras: "Não há lugar nenhum aonde ir. E pronto". Deixe as palavras se desvanecerem para que possa sentir e vivenciar a verdade da declaração.

Aonde quer que você vá, sempre estará com o céu em cima e a terra embaixo. Esta meditação o tornará extraordinariamente consciente do momento presente. Ela oferece a oportunidade de captar a presença da mente, corpo e ambiente. Em vez de se sentir cansado a caminho de um compromisso, você se sentirá renovado.

meditação da Luz

A maneira mais eficaz de combater o mau humor, a perturbação e as trevas da mente é praticar a meditação da luz.

Comece na postura sentada, com as costas retas (ver p. 24). Abra os olhos e mantenha-se receptivo à experiência da luz. Permita que ela penetre por seus olhos até o âmago de seu ser. Fique com os olhos abertos, só piscando quando necessário, e com o corpo totalmente imóvel. Em seguida, feche os olhos e visualize a luz dentro de você.

meditação da natureza

A contemplação de jardins, florestas, pradarias, montanhas, colinas, o oceano e o céu relaxa todo o nosso ser.

O contato com a natureza incrementa nossa apreciação do vasto tecido da vida e da relação entre o indivíduo e o universo. Sentimos as cores e os sons da natureza, bem como a temperatura do ar em nosso corpo, sem permitir a invasão de pensamentos e fantasias.

Se você estiver preparado para dar atenção plena à experiência da natureza, terá a oportunidade de sentir uma união extraordinária com a totalidade da vida. A prática da atenção plena aumenta e aprofunda o conhecimento do que significa estar no mundo.

meditação da observação

Esta prática de meditação exige que você observe seu estado mental em determinado momento e a tendência geral de seus pensamentos. É indicada sobretudo para pessoas cuja mente se dispersa com frequência durante a meditação.

Neste exercício, você usa um único conceito para identificar com clareza o que está acontecendo. Por exemplo, se está pensando demais no passado, diz para si mesmo "lembrança, lembrança"; e se está pensando demais no futuro, diz "futuro, futuro" ou "planejamento, planejamento". A prática da observação o ajuda a manter-se em contato com o que acontece no momento. Se você aplicar a meditação da observação ao presente, poderá dizer "sentar-se, sentar-se" ou "estar no aqui e agora".

O método proporciona lucidez com relação ao que está acontecendo e nos impede de remoer pensamentos disparatados. Ele pode ser aplicado também aos estados mentais. Ao meditar, você classifica esses estados sem hesitação e com clareza — por exemplo, tédio ou inquietude — e depois volta ao objeto inicial da meditação, como "respiração" ou "corpo". Observar significa permanecer atento e lúcido, e voltar rapidamente ao objeto escolhido inicialmente para a meditação.

meditação do aqui e agora

Você faz um grande favor a si mesmo quando decide estar presente no aqui e agora, apreciando cada momento da existência.

Quando deixa de pensar no passado e no futuro, você aprende a vivenciar o presente. Conscientiza-se de que cada momento é novo, digno de atenção e interesse. Em vez de ficar sujeita ao tempo, à pressão e à pontualidade, sua consciência desperta para o presente cheio de vida.

Sua experiência do aqui e agora é confirmada pela consciência clara de ver, ouvir, cheirar, degustar e tocar seu próprio estado mental ou pensamentos, tais quais se manifestam no instante atual.

mantra de cura
* ritmo *

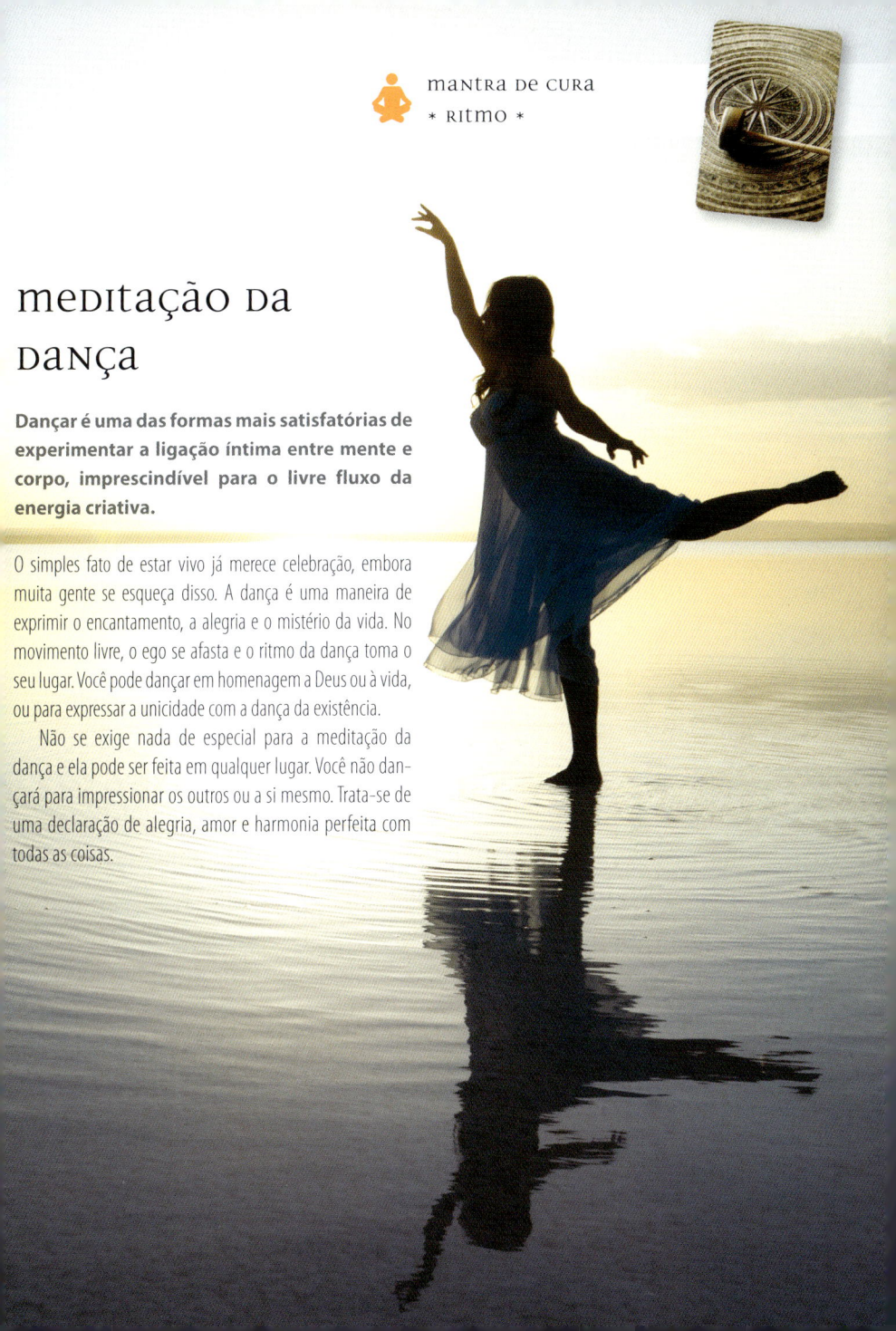

meditação da dança

Dançar é uma das formas mais satisfatórias de experimentar a ligação íntima entre mente e corpo, imprescindível para o livre fluxo da energia criativa.

O simples fato de estar vivo já merece celebração, embora muita gente se esqueça disso. A dança é uma maneira de exprimir o encantamento, a alegria e o mistério da vida. No movimento livre, o ego se afasta e o ritmo da dança toma o seu lugar. Você pode dançar em homenagem a Deus ou à vida, ou para expressar a unicidade com a dança da existência.

Não se exige nada de especial para a meditação da dança e ela pode ser feita em qualquer lugar. Você não dançará para impressionar os outros ou a si mesmo. Trata-se de uma declaração de alegria, amor e harmonia perfeita com todas as coisas.

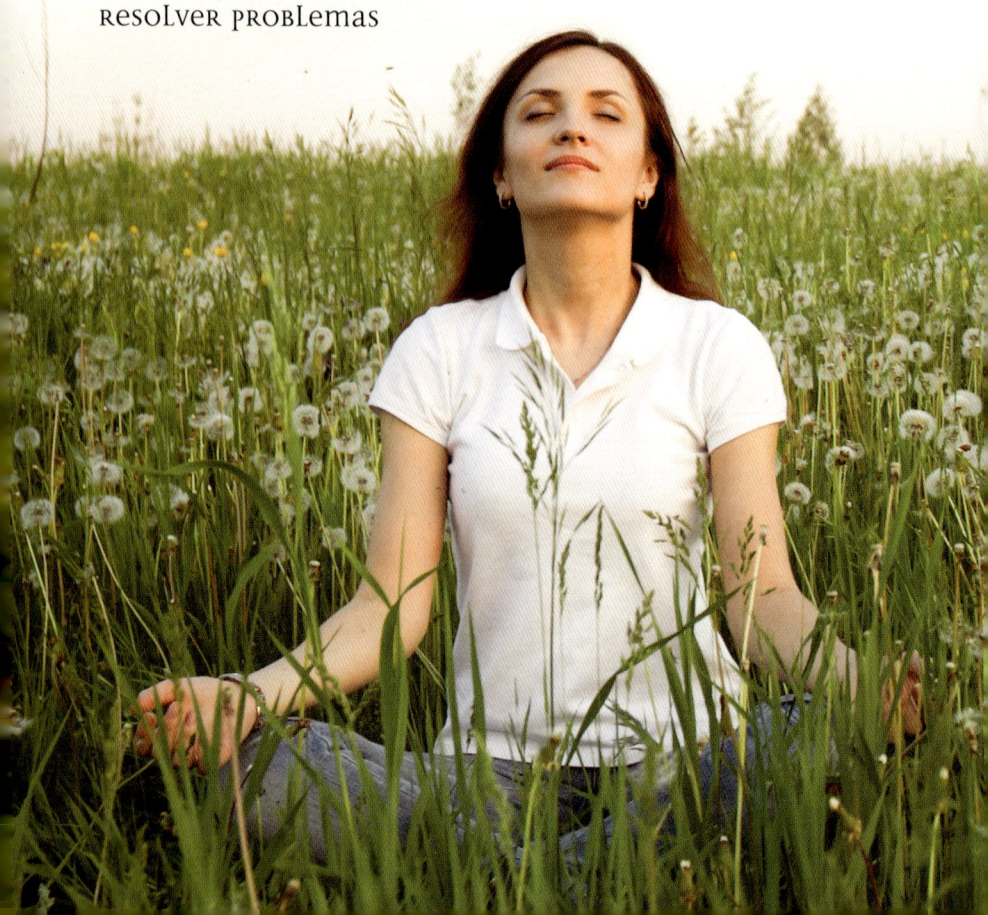

MANTRA DE CURA
* CONCENTRAÇÃO *

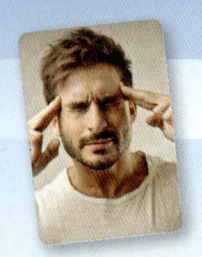

* devo esvaziar minha mente de pensamentos estranhos
* devo concentrar minha mente num único objeto de atenção
* minha atenção ficará concentrada nesse objeto por muito tempo, alheia a perturbações
* um poder de concentração bem desenvolvido me ajudará a resolver problemas

meditação da concentração

A capacidade de concentração, mesmo por curtos períodos, reforça nossas faculdades mentais e nos dá um senso maior de poder e controle sobre nosso corpo.

Imagine, por exemplo, um grupo de corredores na linha de largada. Olham diretamente para a frente, com o corpo imóvel, concentrados no desafio que vão enfrentar. Às vezes, fecham os olhos para manter a mente totalmente voltada para a tarefa. A meditação aproxima ainda mais seu ser físico e seu enfoque mental. É uma maneira de convocar as energias do corpo para o trabalho a ser executado e recorrer às forças sutis da mente para que atuem em conjunto.

Você precisa entender que não pode se superar. A ambição desmedida e insensata leva à decepção e, portanto, à frustração e à raiva.

Problemas sérios costumam aparecer quando você exige demais de si mesmo e dos outros. A lucidez e o autoconhecimento são necessários para você saber até onde pode chegar. Como prática da meditação, tente se concentrar em algo que possa ver com os olhos perfeitamente imóveis.

meditação da entrega

A conquista da harmonia entre sua postura e seu estado mental contribuirá para uma percepção mais aguçada do mundo que o cerca, despertando em você o desejo de entregar-se a ele.

Sente-se numa cadeira ou no chão, de pernas cruzadas, as mãos pousadas nos joelhos, palmas voltadas para o teto ou o céu. Feche os olhos e sorria. Relaxe os músculos faciais e sinta o sorriso se formando em seu rosto para depois estendê-lo a todo o corpo, da cabeça aos pés.

Depois que a sensação agradável dominar todas as suas células, da cabeça aos dedos dos pés, renda-se à vida. Ofereça sua existência à natureza das coisas.

A princípio, este pode parecer um exercício de meditação muito raso e superficial, de modo que você terá de cultivá-lo e aprofundá-lo. Então, passará a perceber a verdade da situação – ou seja, que sua vida pertence não a você, mas à natureza como um todo.

Como alternativa, pratique a meditação caminhando, com as mãos superpostas sobre o abdome. Caminhe lentamente, entregando-se por inteiro a cada passo, a cada momento, num processo de despertar gradual.

MANTRA DE CURA
* COR *

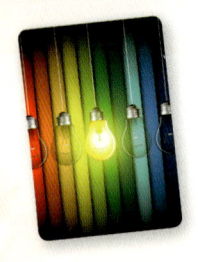

meditação da cor

Concentrar-se numa cor e depois em outra pode aprimorar sua apreciação da diversidade de cores que existe no mundo natural.

Muitas pesquisas tratam do modo como as cores afetam as pessoas e refletem seu humor. O verde comunica proximidade com a natureza. O azul significa expansão infinita, como a que vemos no céu e no mar. O vermelho simboliza calor e vibração.

Se você tem fixação numa cor, isso quer dizer que sua percepção é limitada. Em consequência, você pode acabar correndo loucamente de uma loja a outra atrás de uma roupa dessa cor especial. Expandir a apreciação do espectro das cores também expande a mente.

meditação do jejum

Algumas pessoas supõem que jejum e meditação andam de mãos dadas – mas esse não é necessariamente o caso.

Muitas pessoas que fazem jejum por vários dias caem no extremo oposto quando o jejum termina: ingerem quantidades enormes de comida.

Mas há outras maneiras mais benéficas de jejuar. Você pode, digamos, fazer isso uma vez por semana, bebendo apenas água por parte do dia. Ou então jejuar durante uma semana abstendo-se de um determinado alimento, como biscoitos ou chocolate. Esse tipo de jejum funciona como disciplina interior tanto para o corpo quanto para a mente, podendo auxiliar muito a prática de meditação bem-sucedida. O melhor é seguir o caminho do meio – ou seja, moderação em todas as coisas. Adotar sem exageros uma dieta nutritiva, simples e de fácil digestão contribui para o equilíbrio e a satisfação.

* de olhos fechados, sinto a força espiritual da cor penetrando meu ser
* quando abro os olhos, percebo que as cores à minha volta brilham com nova intensidade
* possa minha meditação de uma determinada cor aumentar meu autoconhecimento e meu senso de conexão com os outros

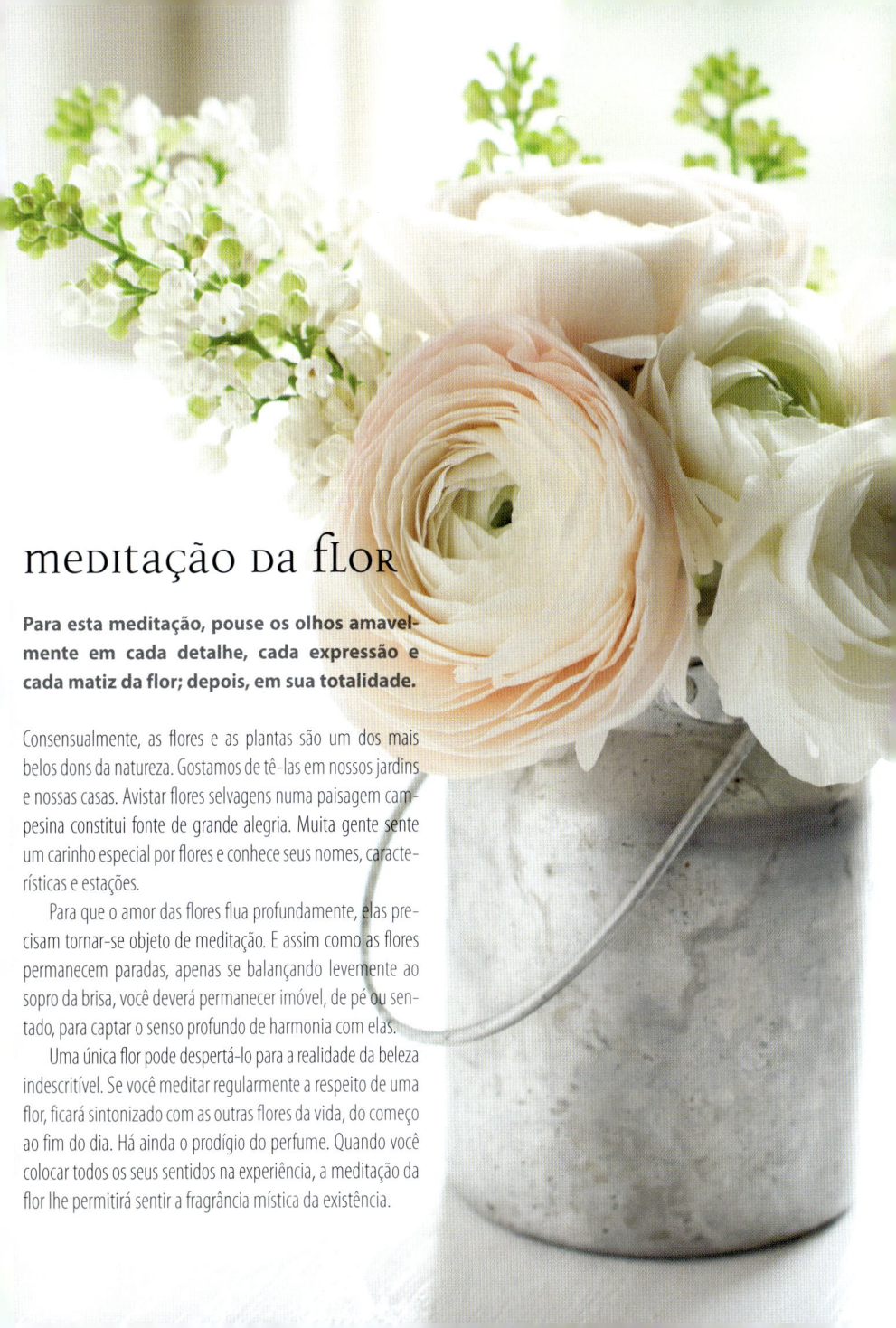

meditação da flor

Para esta meditação, pouse os olhos amavelmente em cada detalhe, cada expressão e cada matiz da flor; depois, em sua totalidade.

Consensualmente, as flores e as plantas são um dos mais belos dons da natureza. Gostamos de tê-las em nossos jardins e nossas casas. Avistar flores selvagens numa paisagem campesina constitui fonte de grande alegria. Muita gente sente um carinho especial por flores e conhece seus nomes, características e estações.

Para que o amor das flores flua profundamente, elas precisam tornar-se objeto de meditação. E assim como as flores permanecem paradas, apenas se balançando levemente ao sopro da brisa, você deverá permanecer imóvel, de pé ou sentado, para captar o senso profundo de harmonia com elas.

Uma única flor pode despertá-lo para a realidade da beleza indescritível. Se você meditar regularmente a respeito de uma flor, ficará sintonizado com as outras flores da vida, do começo ao fim do dia. Há ainda o prodígio do perfume. Quando você colocar todos os seus sentidos na experiência, a meditação da flor lhe permitirá sentir a fragrância mística da existência.

meditação da floresta

Esta meditação se baseia na imitação das características de uma árvore. Você precisa permanecer absolutamente imóvel pelo maior tempo possível.

Ao atravessar uma floresta, você raramente se dá conta do fato de que seu movimento por entre as árvores contrasta diametralmente com a realidade das próprias árvores. Estas permanecem paradas e eretas, as raízes mergulhadas profundamente na terra e os galhos e folhas se movendo quase imperceptivelmente caso não haja vento forte.

Durante a meditação da floresta, procure se tornar uno com o mundo natural. Pense nos aspectos místicos e mágicos da floresta, e em sua associação com os contos de fadas. Se você permanecer imóvel por algum tempo, perceberá animais e pássaros se esgueirando por entre as árvores — talvez raposas, texugos e gamos. Isso lhe dará também uma sensação maior e mais profunda de estar perto das árvores. Ao sair da mata, convença-se de que viu mais coisas parado do que veria caminhando.

* que eu permaneça estável neste período de mudança
* que eu esteja presente neste período de dificuldades
* que eu permaneça equilibrado no calor do momento
* que eu fique livre de obsessões com o passado e o futuro

mantra de cura
* serenidade *

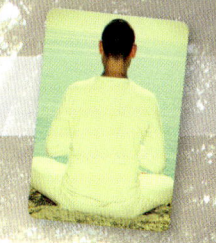

meditação da felicidade

De pé, em postura relaxada mas firme, vasculhe na memória uma experiência que o tornou particularmente feliz e concentre-se nela.

A lembrança escolhida pode ser um encontro com um ente querido, a alegria de estar num determinado lugar ou uma revelação espiritual. Faça com que o sentimento agradável se projete de seu coração e, depois, permita que a imagem ou pensamento se desvaneça aos poucos, deixando para trás uma sensação de felicidade.

A prática regular aumenta essa sensação até que ela se espalhe por todo o nosso corpo. A felicidade está dentro de nós. Não há caminho para ela: ela própria é o caminho. Ao final da meditação, diga a si mesmo: "Que todos os seres vivos conheçam a felicidade".

meditação da serenidade

A serenidade é o dom de permanecer tranquilo e equilibrado entre duas forças psicológicas fortemente contrárias – as forças de atração e repulsão.

Imagine-se numa situação em que é desesperadamente impelido a comprar algo fora de seu alcance. Para resistir à tentação, inspire e expire, com o corpo ereto, até o impulso diminuir. Você pode às vezes ser distraído por uma coceira durante a meditação. Nesse caso, relaxe, usando o poder da mente para eliminar o incômodo. Assim, estará cultivando a serenidade face às forças opostas de atração e repulsão. Essa prática o ajudará a enfrentar desafios bem maiores na vida com uma atitude equilibrada.

A meditação não apenas nos auxilia a cultivar uma mente lúcida e um coração afetuoso, como também nos torna conscientes do que significa viver uma vida livre e esclarecida.

meditação da impermanência

A meditação da impermanência é uma das práticas mais importantes da tradição budista.

Um monge budista disse: "A meditação da impermanência é uma meditação sobre os fins — o fim da respiração, o fim do fluxo de pensamentos, o fim de uma tarefa. Significa entender clara e profundamente que tudo o que nasce morre".

A consciência das limitações da vida humana nos mantém em contato com a mudança, o ir e vir, o crescer e o diminuir, o nascer e o morrer. Nós nos reconciliamos com a impermanência experimentando-a momento a momento. A prática da meditação da impermanência nos ajuda a eliminar o terror da perda e da morte. Eis alguns de seus benefícios:

- Permite que vejamos com clareza a natureza finita da existência
- Ajuda-nos a manter sob controle os desejos cegos da mente
- Torna-nos menos propensos a achar que alguma coisa é garantida
- Pode nos auxiliar a encarar melhor o envelhecimento e os processos da vida

Não há por que lamentar a impermanência. Muitas vezes, somos gratos à mudança. Entretanto, recusamo-nos a aceitar uma mudança que cria outro tipo de pressão. Permanecer em contato com as mudanças de momento a momento mantém nossa mente aberta e receptiva.

A prática da meditação nos capacita a observar o ir e vir dos pensamentos com serenidade. No processo, sempre lutamos para ficar cada vez mais perto da luz.

meditação da morte

Pensando em nossos parentes e amigos que se foram, aceitamos seu nascimento e morte, suas alegrias e tristezas, relacionando suas experiências com o nosso próprio destino.

Diga a si mesmo: "Assim como todos os outros entraram neste mundo e partiram, eu também entrei e partirei".

Essa não é uma meditação desesperada. Longe disso. É uma maneira de aceitar os processos da vida, para que não haja negação em nossa existência. Ela nos ajuda a calar a ambição e a não exigir muito dos outros.

Se, nessa meditação, você começar a sentir tristeza ou desespero, é sinal de que um estado mental negativo penetrou na equação. Procure se conscientizar também do surgimento e desaparecimento desse estado mental.

Uma boa hora para a meditação da morte é quando você se prepara para dormir. No sono profundo, todos os pensamentos referentes ao passado, presente e futuro, inclusive tudo o que diz respeito à nossa existência, caem no esquecimento.

Você não vive plenamente quando se preocupa com o futuro e o fim de sua existência. Quem teme a morte não vive de fato. A morte complementa a vida assim como a noite complementa o dia.

meditação da presença total

O objetivo da meditação da presença total é reconhecer e aceitar alegremente a enorme teia da vida que envolve todos os seres.

Nesta meditação, todas as coisas são tratadas de maneira igual. Ela abrange a unidade e a diversidade, ajudando-nos a dissipar o senso de propriedade, de apego. É um instrumento para entender a natureza das coisas sem a necessidade de elaborar visões e opiniões, sejam elas filosóficas, científicas ou religiosas. Essa meditação não exalta nem rebaixa o eu.

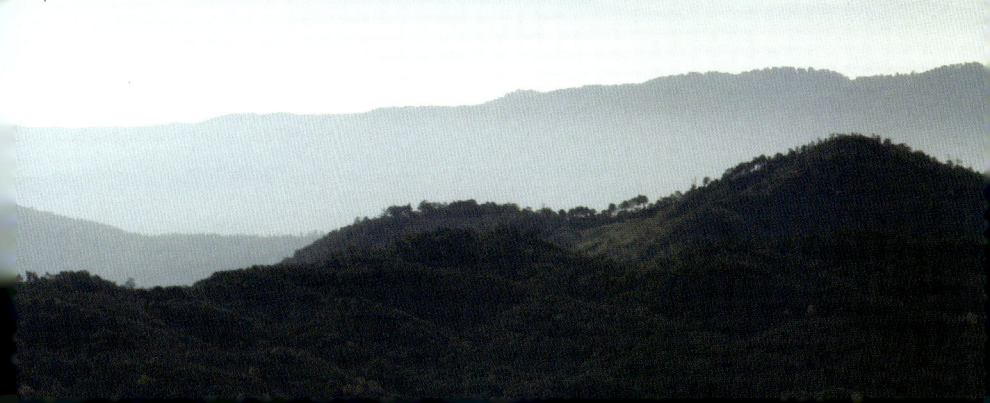

mantra de cura
* solidão *

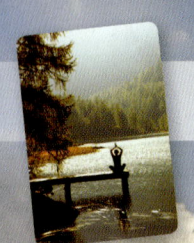

meditação do infinito

Esta meditação nos ajuda a ir além do cotidiano e a beber em fontes frescas de renovação espiritual.

Deve ser executada como uma prática gradativa, conforme descrito nesta página. Não se absorva nela a ponto de começar a se sentir "desligado". Só prossiga enquanto estiver estável e com os pés no chão.

prática

1. Sente-se ereto, dentro ou fora de casa. Tome consciência do espaço entre os objetos, entre você e o que estiver vendo.
2. Ouça. Conscientize-se da passagem do som por seus ouvidos.
3. Conscientize-se do espaço que envolve todos os sons. Procure perceber as dimensões do espaço e o modo como ele encerra as diferentes coisas da vida.
4. Volte a atenção para dentro e perceba os espaços entre os pensamentos.
5. Conscientize-se da sensação de espaço dentro do seu corpo e em todas as suas células.
6. Amplie a percepção para envolver, ao mesmo tempo, os espaços interior e exterior.

* estou aqui, no presente, absorvendo o ar e as brisas
* posso mergulhar na experiência, deixando que as cores da natureza ocupem o lugar dos meus pensamentos
* quando me torno uno com o ambiente, sinto sua conexão com meu eu mais profundo
* envolvido pela calma, penso com mais clareza

meditação cósmica

Numa noite tépida e agradável, escolha um lugar tranquilo, arejado e seco ao ar livre, deite-se (por exemplo, num tapete) e permaneça totalmente imóvel.

Junte os pés e estenda os braços ao lado do corpo, com as palmas das mãos para cima. Fique alguns minutos contemplando o céu noturno. Observe a profundidade do universo e sua enorme extensão.

prática

1. Lembre a si mesmo seu lugar no mundo em relação a tudo o mais.
2. Pense na inter-relação das coisas, próximas e distantes.
3. Reconheça e aprecie o caráter extraordinário de tudo isso.
4. Deixe fluir a admiração e a gratidão pelo mistério.
5. Se sentir medo (que às vezes brota do sentimento de vulnerabilidade e insignificância), pense nos inúmeros dos outros seres humanos que também têm de passar pelas mesmas experiências difíceis. Faça com que isso seja mais uma confirmação de seus vínculos com tudo e todos.

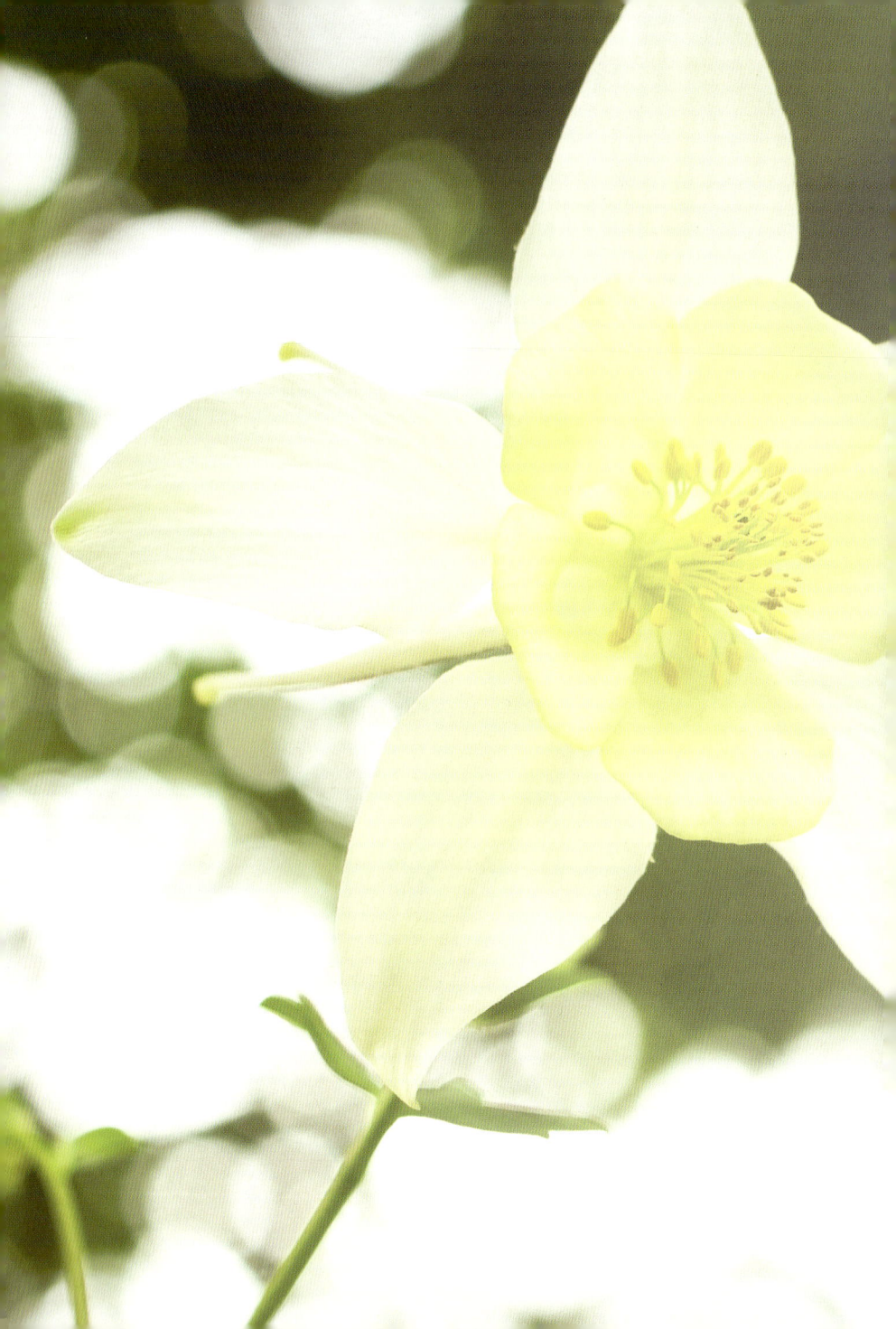

como despertar a mente

A meditação de cura fortalece nossa conexão com o resto do universo. Expressa-se no mudra de tocar os elementos Terra, Ar e Água, o que se faz na postura reclinada.

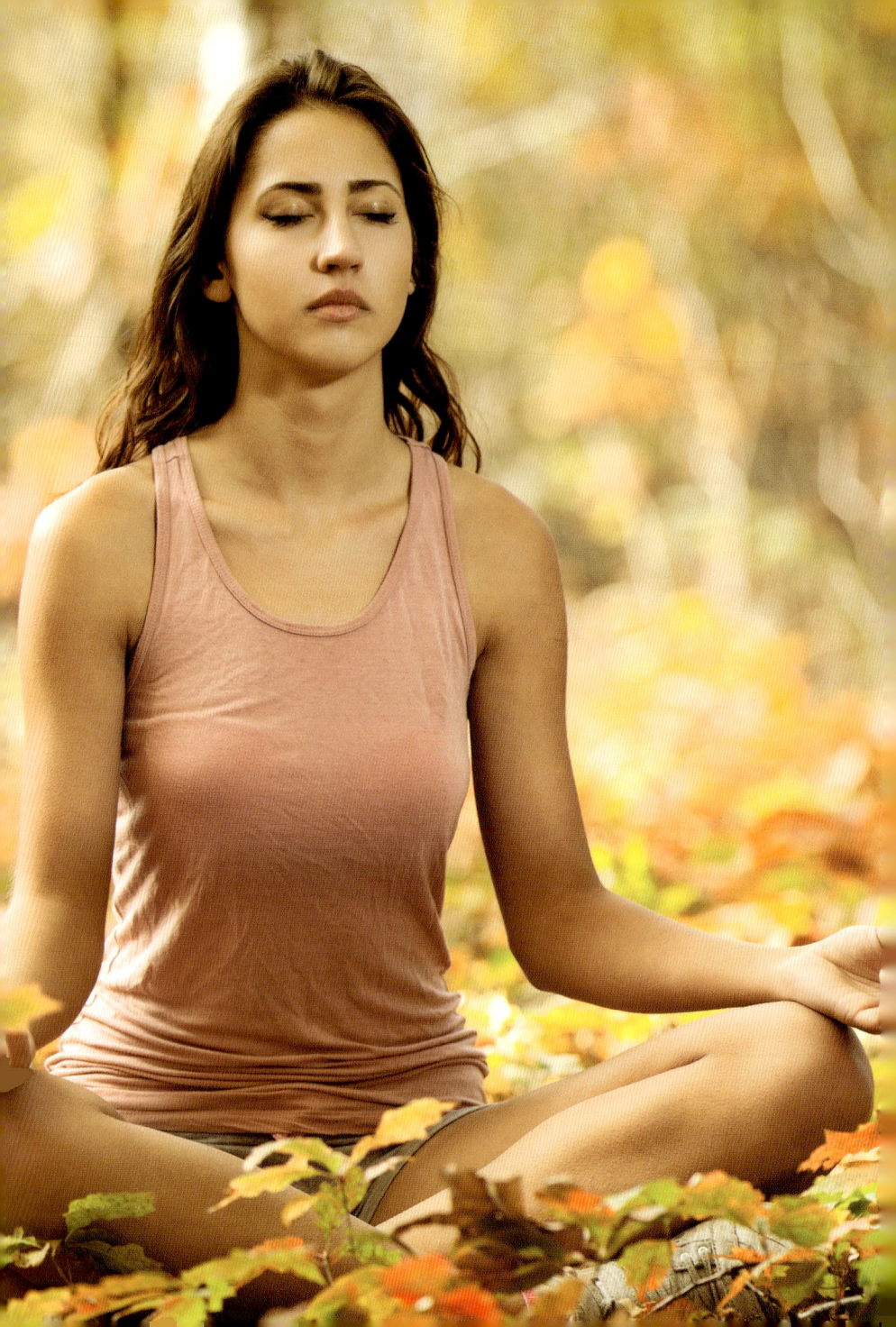

mantra de cura
* peregrinação *

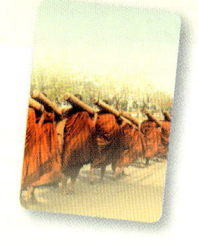

desenvolva a prática da meditação

A meditação de cura fortalece nossa conexão com o resto do universo. Expressa-se no mudra de tocar os elementos Terra, Ar e Água, o que se faz na postura reclinada.

Durante a prática diária, não perca de vista o fato de que a meditação integra um corpo abrangente de ensinamentos: ética, filosofia, compaixão e sabedoria.

À medida que você for desenvolvendo sua prática de meditação de cura, passará a examinar naturalmente todas as áreas de sua vida. Desejará integrar a prática regular a seus interesses e valores mais amplos. A meditação desenvolve a vontade de vivenciar, atenta e conscientemente, os inúmeros detalhes do cotidiano.

Uma das palavras mais importantes dos ensinamentos espirituais é "prática". A prática cobre um vasto espectro de áreas. Embora este livro trate sobretudo da meditação de cura, ele também o estimula a ultrapassar seus limites estreitos para que você consiga encontrar realização profunda em todos os campos de sua existência. Cabe a você decidir até onde deseja levar a prática da meditação.

a natureza e o poder da prática

- ❖ A prática é o ponto de partida para a lucidez e o despertar. Na prática, o conhecimento desperto se manifesta como uma atividade intencional para o bem-estar dos outros.
- ❖ A prática é o ato de transformar a percepção viva em consciência resoluta, ação compassiva, e visão e libertação transcendentes.
- ❖ A prática se destina a libertar o corpo de hábitos destrutivos e atos impensados.
- ❖ A prática é extremamente eficaz para livrar a mente da ambição, do ódio e da confusão.
- ❖ A prática é o cultivo da percepção interior com vistas à compreensão psicológica e espiritual da natureza das coisas.
- ❖ A prática é o esforço da pessoa para transformar a si mesma e aos semelhantes.
- ❖ A prática encara os aspectos sociais, religiosos e políticos da existência com igual respeito. Pode influenciar o mundo por meio do empenho em combater os abusos do poder.
- ❖ A prática pressupõe enfrentar diversos desafios para que todas as experiências e situações sejam incluídas em sua esfera. É preciso reconhecer que, às vezes, a luta é um fator essencial da prática.

mantra de cura
* amabilidade *

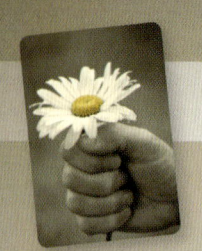

amabilidade

Esta delicada meditação nos permite exprimir lucidez e amor diante de circunstâncias aflitivas e perturbadoras.

Os sentimentos de mágoa e raiva são uma forma de sofrimento. Representam a admissão tácita de que as outras pessoas têm o poder de nos abalar e se intrometer em nossa vida interior. Enfrentar situações difíceis significa superar as limitações dos outros e as nossas próprias fragilidades. Além de proporcionar paz interior e contentamento, a prática regular da amabilidade pode fazer bem a todos que nos cercam.

Depois que você desenvolver a prática da amabilidade para com seus entes queridos, estranhos e mesmo pessoas pouco amistosas, poderá expandi-la até que ela se torne um instrumento eficaz para a vivência de cada dia.

Não se esqueça, durante a meditação, de invocar pelo nome as pessoas que são importantes em sua vida.

* que meus entes queridos, amigos e vizinhos fiquem livres do sofrimento e da dor
* que todas as criaturas da terra vivam tranquilas e em segurança
* que minhas atividades diárias contribuam para o contentamento, a cura e a lucidez de meus semelhantes

prática

1. Fique relaxado e confortável. Feche os olhos e sinta um entusiasmo intenso, dedicado e amoroso pela vida. Você consegue isso atentando para a sensação agradável do relaxamento. Se achar útil, volte sua atenção para alguém ou alguma coisa que ama e valoriza. Em seguida, permita que a lembrança ou imagem se desvaneça da consciência deixando uma sensação de cordialidade, amor e amabilidade em seu coração. Com a prática, essa sensação se aprofundará.

2. Aplique essa amabilidade a si mesmo, a toda a sua existência. Com a prática, sentirá ternura, dedicação e amor em todas as células do seu corpo.

3. Direcione o sentimento de amabilidade para todos os seus entes queridos, familiares e amigos, mas também desconhecidos por quem tem muito respeito, gratidão e admiração.

4. Visualize estranhos ou pessoas que mal conhece e com quem tem pouco contato. Visualize cenas de multidão ou determinados indivíduos. Faça com que a ternura e o amor permeiem essas cenas e imagens de gente com quem talvez você jamais vá se encontrar.

5. Finalmente, aprofunde a amabilidade e estenda-a a pessoas de quem não gosta ou que não gostam de você. Pode até mesmo direcioná-la para aquelas que praticam atos de violência. A prática o ensinará a ser lúcido e adaptável em circunstâncias às vezes difíceis e angustiantes.

mantra de cura
* alegria *

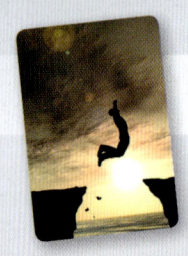

dez resoluções e objetivos

Sob vários aspectos, a meditação é indispensável para um modo de vida satisfatório, bem equilibrado e livre. Eis aqui dez resoluções e objetivos que talvez você queira considerar como uma extensão de sua prática de meditação diária.

1 Rejeitar quaisquer modos de vida que sejam ameaçadores ou destrutivos para pessoas, animais ou o ambiente, substituindo-os por atividades úteis e sustentáveis. A tradição budista enfatiza a importância do bem viver, não a carreira profissional.

2 Seguir o caminho da moderação no estilo de vida e cuidar bem daquilo que se possui. Isso exige certo grau de consciência e demonstra cuidado com as coisas materiais.

3 Calcular quantas horas você passa diante do computador ou da televisão, conscientizando-se dos padrões destrutivos da ambição, da raiva e do tédio que resultam da superexposição a certo tipo de mídia.

4 Empenhar-se no desenvolvimento pessoal. Isso envolve os aspectos espiritual, emocional, intelectual e físico de sua personalidade, e também o modo como você se relaciona com os outros. É indício de sabedoria pôr de lado coisas que prejudicam a mente e concentrar-se em práticas produtivas e inteligentes.

5 Respeitar a si próprio e aos outros, honrar compromissos: se você negligenciar essa área, descobrirá que suas meditações são contaminadas pela compulsão de julgar os outros, defender-se a todo custo ou ocultar comportamentos de que sente vergonha.

6 Ampliar os contatos com pessoas de ideias semelhantes por intermédio da comunidade, da amizade, dos encontros, das peregrinações, dos retiros. Há muita amabilidade e sabedoria no coração e mente dos nossos semelhantes; podemos descobri-las por meio dessas associações.

7 Valorizar mais o ser do que o possuir, o partilhar do que o adquirir, o dar do que o conservar, o abrir do que o encerrar. Se você estabelecer suas prioridades, notará uma mudança em si mesmo e passará a entender melhor a natureza das coisas.

8 Apreciar a importância de dar apoio, material ou não, a todas as pessoas, instituições de caridade e outras que cultivem a sabedoria e a compaixão.

9 Descobrir as causas do sofrimento e o que se pode fazer para eliminá-las. Durante a meditação regular, essa sabedoria brota da observação e análise do amplo espectro de opiniões, crenças e ideologias que surgem na mente e desapareçam.

10 Aceitar as inúmeras alegrias da vida graças à meditação, ao contato com os outros, à natureza, à criatividade, às artes, à consciência, à intuição e à liberdade. Agradecer a oportunidade de exaltar as maravilhas e mistérios da vida.

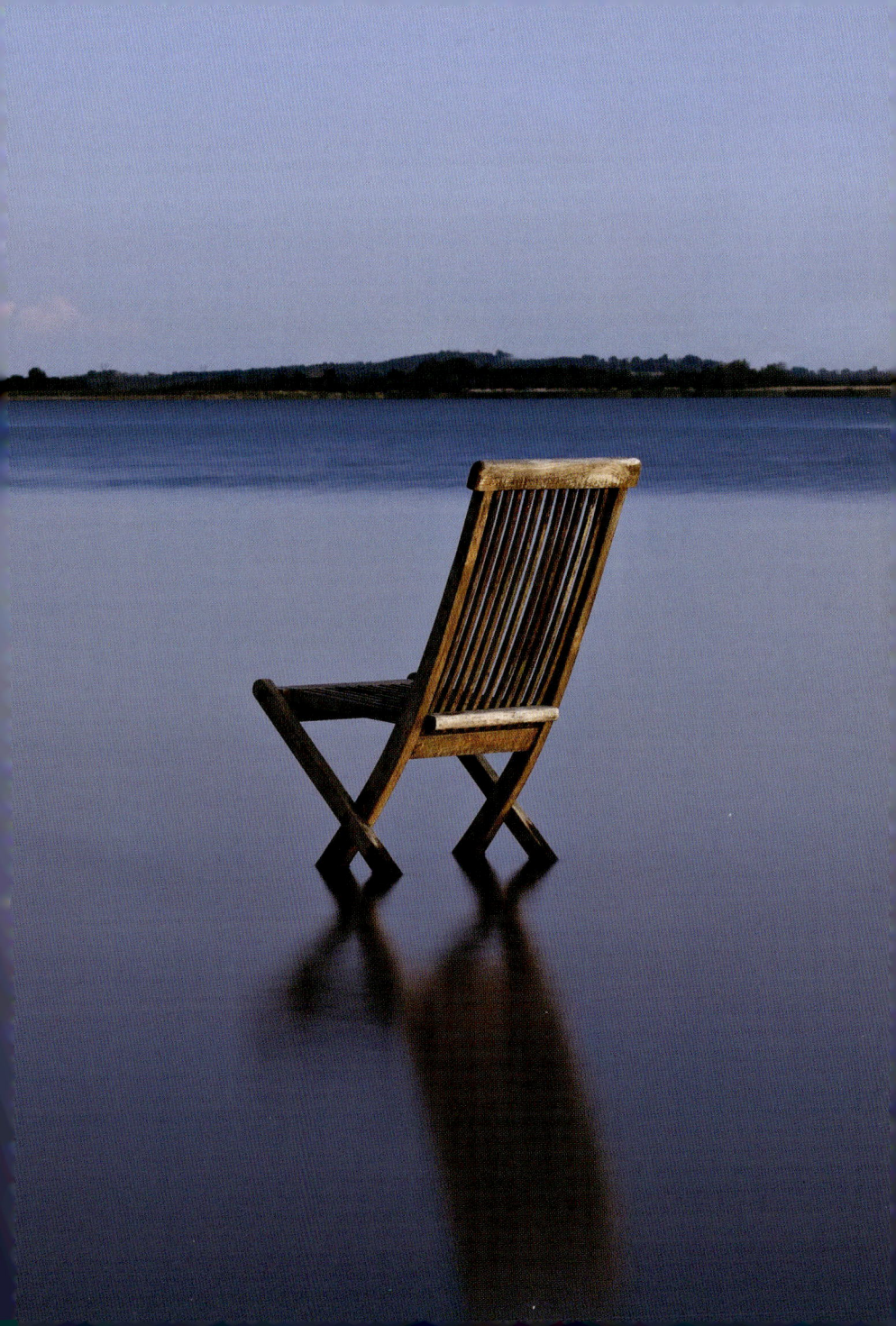

meditação — uma visão geral

A meditação lhe proporcionará incontáveis experiências espirituais, algumas das quais você pode achar difíceis de entender.

Alguns meditadores gostam de externar suas experiências espirituais em linguagem religiosa e outros se abstêm inteiramente de tentar exprimi-las. Nem sempre é fácil afirmar se uma experiência inusitada é ampla e profunda ou apenas um evento passageiro na consciência. O que importa, necessariamente, não é a qualidade do acontecimento em si, mas a compreensão que dele emerge.

A experiência desaparecerá, é certo; mas isso não quer dizer que seus benefícios desaparecerão também. Algumas experiências podem mudar o rumo de sua vida, renová-la profundamente e incentivar as ações em prol dos semelhantes.

Nossas práticas de meditação, inclusive o trato das dificuldades e a transformação interior, constituem um alicerce maravilhoso para a iluminação e a abertura dos canais da luz e da compreensão. A meditação lhe permitirá descobrir o pleno potencial de seu mundo interior, levando-o a viver com integridade, felicidade e criatividade. A vida diária como um todo reflete a profundidade de sua transformação interior.

as recompensas de uma vida iluminada

A prática da meditação de cura oferece uma nova perspectiva do que significa estar alerta e pronto para a vida diária.

A meditação nos ajuda a encontrar a realização genuína como seres humanos e a prática regular nos recompensa com a iluminação mental, espiritual e física. Eis alguns exemplos de iluminação que podem emanar dessa experiência:

- Um coração repleto de amizade e amor por todos
- A compreensão das condições da dor
- A aceitação e a aplicação dos ensinamentos que sustentam a ética e exaltam a sabedoria
- Uma experiência diária de mente livre e generosidade de espírito
- Felicidade, amabilidade, bom humor e notória ausência de sofrimento

Possam todos os seres viver conscientemente
Possam todos os seres viver com discernimento
Possam todos os seres viver uma vida iluminada

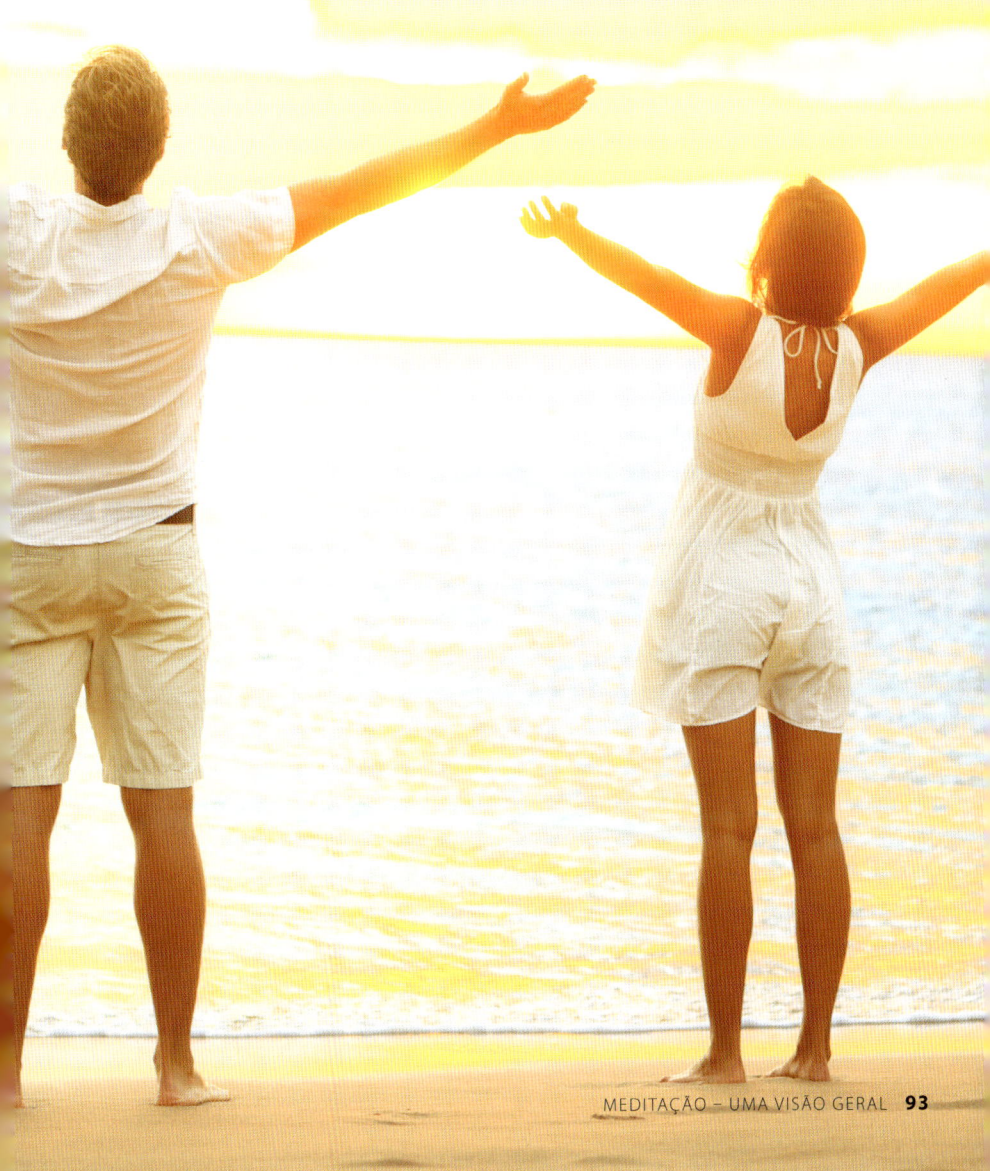

ÍNDICE REMISSIVO

abuso de substâncias nocivas 46, 56
aceitação 15, 47, 48-9, 57
    autoaceitação 38, 45, 49
Água 63
alegria 16, 73, 90
ambição 11, 81, 87, 90
    ver também força do desejo
amor 8, 11, 16, 60
ansiedade 11, 16, 38, 40, 48, 56, 83
Ar 63
artes marciais 28
atenção/consciência/percepção 12, 16, 20-3, 28, 49, 57, 87, 90, 93
    meditação
        do corpo 58
        do "lugar nenhum aonde ir" 71
        da entrega 75
atos impensados 62, 82
autoaceitação 38, 45, 47, 49
    mantra da amabilidade 88
autoconsciência, falta de 46
autoimagem(ns) 47, 53
autopercepção 44

calma 8, 20, 24-5, 43
    meditação de mantra 65
capacidade de ouvir 15
cartas dos mantras de cura 8
    aceitação 48
    alegria 90
    amabilidade 88
    amor 60
    calma 20
    capacidade de ouvir 15
    compreensão 43
    comunicação 57
    concentração 74
    cor 76
    cordialidade 54
    criatividade 15
    despertar 9
    dieta 30
    energia 64
    estado mental 38
    falta de autoconsciência 46

motivação 10
movimento 28
música 17
natureza 71
pensamento positivo 62
peregrinação 87
prece 10
prioridades 38
reflexão 44
relaxamento 12
respiração 23
ritmo 73
ritual 68
rotina 32
serenidade 79
silêncio 40
solidão 82
sono 28
tempo 32
celibato 61
ciclo da vida 47
coceira 79
compaixão 8, 11, 16, 54, 87
compreensão 33, 43
comunicação 56-7
concentração 10, 12, 15, 43, 53, 71
    mantra de cura 74
    meditação da 75
conhecer-se melhor 11
contentamento/alegria 8, 11
cordialidade, mantra da 54-5
corrida 28
criatividade 14-5
cristo, cruz de 64
curar velhas feridas 10

dança 8, 29, 73
despertar 9
dieta 30, 56
    meditação do jejum 76
digestão 30, 35
discernimento 8
disciplina 76
dor(es) 10, 23, 44-5
    meditação do corpo 58

prática com 62-3
dúvida 26, 38, 48

elementos, doutrina dos 62-3
energia, 64
    conservar a 12, 16
    mental 10, 12, 16-7
envelhecimento 47, 58
espiritual 8, 11, 92
    meditação da cor 76
estado mental 38
estados mentais transitórios 55
estrela de davi 64
estresse 8, 10, 16, 33, 38-9
exercícios 56

falta de autoconsciência 46
fobia 40
Fogo 63
força do desejo 38, 44
ver também ambição
força do hábito *ver* hábitos
frustração 48, 54

Gaia 64

hábito(s) 10, 30, 38, 44, 87
harmonia 8

impaciência 26, 38, 48
inquietude 38, 47
    meditação do corpo 58
intimidade sexual 60-1

jornada, meditação durante a 71

Kama Sutra 60

libertação 10
ligação 32

mantra
    da amabilidade 88
    da peregrinação 87
    devocional 65
meditação 8, 15, 24, 32-3, 65, 68, 87
    banco de 25
    cadeira para 25

caminhando 26, 75
cósmica 83
da cor 76
da dança 73
da entrega 75
da felicidade 79
da flor 77
da floresta 78
da impermanência 80
da luz 71
da manhã 32
da noite 35
da observação 72
da presença total 81
da respiração consciente 8, 20-3, 24, 40
de mantra 65
do "lugar nenhum aonde ir" 71
do alimento 30
do aqui e agora 72
do chá 68-9
do corpo 58
do infinito 82
do jejum 76
do movimento 28-9
dos amantes 61
em movimento 28
medo *ver* ansiedade
mente
corpo, percepção 20
morte, meditação da 81
motivação 10
música 16-7, 28

natureza 64
mantra de cura 70-1
meditação
da flor 77
da floresta 78
negatividade 11, 20, 39, 40, 46
noite 35

obsessão(ões) 48, 55, 78
olhos 24, 40

padrões de comportamento 38
paz 8, 10, 11, 38-9
mantra 65
pedalando 28

pensamento positivo 62
pensamento, fluxos de 53
meditação
da concentração 75
da observação 72
pensamentos compulsivos 38, 40
percepção e sabedoria 8, 11
postura reclinada 28
postura sentada 21, 24
postura/meditação de pé 26, 40
meditação da felicidade 79
posturas para meditação 8, 20, 24-9
prática, natureza e o poder da 87
prece 10-1
preocupação *ver* ansiedade
presença alerta, uma 16
presente, viver no 16, 24, 26, 32, 55
meditação
cósmica 83
da dança 73
da impermanência 80
da observação 72
da presença total 81
da respiração consciente 24
do "lugar nenhum aonde ir" 71
do aqui e agora 72
do infinito 82
pressão física 8
prioridades 38-9
problemas, solução dos 37-49, 74

quando meditar 32-5
quatro períodos da meditação diária, os 68
quatro períodos da meditação diária, os 68

raiva 15, 38, 43, 54, 56, 88, 90
reconhecimento e gratidão 30
reflexão 44
relação entre corpo e mente 56
relações pessoais 57
intimidade sexual 60-1
relaxamento 8, 12-3
meditação da entrega 75
postura de pé 26
respiração 12-3
resolva seus conflitos 15
respiração 8, 12-3, 20-3, 24, 40, 45

prática com dor 62
ressentimento(s) 53, 57
ritmo 73
ritual 68
roda do dharma 64

sabedoria
meditação do corpo 62
saúde psicológica 56
sentimentos 54-5
meditação
da luz 71
da observação 72
serenidade 15, 79
silêncio 40, 68
símbolos devocionais 64
sistema imunológico 39, 71
sofrimento 8, 10, 90, 92
solidão 46, 56, 82
sono/dormir 28, 35, 46, 56
meditação da morte 81
suportes 25

tabagismo 44, 46
tédio 26, 38, 46, 90
tendência para adiar 38, 43
tensão, alívio da 22-3, 35
meditação do corpo 58
Terra 63
tradição zen 68
tratamentos dentários 62
tremer 8

vício(s) 38, 44, 56
vida iluminada 79, 87
meditação do chá 68
recompensas de uma 92
visualização 64, 71
visualização, símbolos da 64-5

yin-yang 64
yoga 28

zabuton 25
zafu 25

Agradecemos à Shutterstock pela permissão de usar as imagens reproduzidas neste livro e no baralho que o acompanha. As ilustrações da página 63 são propriedade da Quantum.

Embora todos os esforços tenham sido feitos para creditar os colaboradores, pedimos desculpas por quaisquer omissões ou erros.